HEFTE ZUR UNFALLHEILKUNDE

BEIHEFTE ZUR „MONATSSCHRIFT FÜR UNFALLHEILKUNDE UND VERSICHERUNGSMEDIZIN"

HERAUSGEGEBEN VON PROF. DR. A. HÜBNER, BERLIN

HEFT 64

DIE STUMPFEN BAUCHVERLETZUNGEN

IHRE ERKENNUNG, BEHANDLUNG UND BEGUTACHTUNG

VON

DR. MED. HABIL. WERNER GEISTHÖVEL

CHEFARZT DER CHIRURGISCHEN ABTEILUNG
DES ST. BERNWARDS-KRANKENHAUSES HILDESHEIM

UND

DR. MED. RUPERT ZIMMERMANN

ASSISTENT DER KLINIK

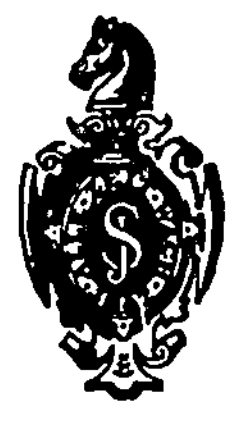

1960

SPRINGER-VERLAG BERLIN HEIDELBERG GMBH

© by Springer-Verlag Berlin Heidelberg 1960
Ursprünglich erschienen bei Springer-Verlag OHG, Berlin · Göttingen · Heidelberg 1960

ISBN 978-3-662-27406-4   ISBN 978-3-662-28893-1 (eBook)
DOI 10.1007/978-3-662-28893-1

Inhaltsverzeichnis

Einleitung 1

I. Allgemeiner Teil

Häufigkeit der stumpfen Bauchverletzungen 2
Ursachen der stumpfen Bauchverletzungen 2
Entstehungsmechanismus 3
Schock-, Kollaps- und Crushsyndrom 6
Diagnosestellung 12
Allgemeine Behandlungsregeln 16

II. Spezieller Teil

Stumpfe Verletzungen der äußeren Bauchraumbegrenzung 18
  1. Stumpfe Verletzungen der Bauchwand 18
  2. Stumpfe Verletzungen des Zwerchfelles 20
Stumpfe Verletzungen der parenchymatösen Bauchorgane 22
  1. Stumpfe Verletzungen der Leber, Gallenblase und der Gallengänge 22
  2. Stumpfe Verletzungen der Milz 27
  3. Stumpfe Verletzungen der Bauchspeicheldrüse 31
  4. Stumpfe Verletzungen der Nieren, Nebennieren und ableitenden
    Harnwege 34
Stumpfe Verletzungen des Magen-Darmtraktes 42
  1. Stumpfe Verletzungen des Magens 42
  2. Stumpfe Verletzungen des Darmes 44
    a) Zwölffingerdarm 44
    b) Dünndarm 48
    c) Wurmfortsatz 50
    d) Dickdarm 50
Stumpfe Verletzungen des Mesenteriums, Mesocolons und des Netzes . . 52
Stumpfe Verletzungen der Bauchgefäße 53
Stumpfe Verletzungen der weiblichen Unterleibsorgane 54
Ratschläge zum ärztlichen Handeln bei stumpfen Bauchverletzungen . . 56
Folgeerscheinungen nach stumpfen Bauchverletzungen 61

III. Die stumpfen Bauchverletzungen in der Sicht des Gutachters

Zusammenhangsfragen nach stumpfen Bauchverletzungen 63
Tabelle über die Höhe der Erwerbsminderung bei Folgezuständen der
  stumpfen Bauchverletzungen 78

Literatur 80

Sachverzeichnis 83

Einleitung

Es ist nicht von ungefähr, daß die dritte Bearbeitung der vorliegenden
Monographie über die stumpfen Bauchverletzungen gerade jetzt erscheint.
Während das Thema der stumpfen Verletzungen bis vor wenigen Jahren
und auch in der ersten Nachkriegszeit, als dieses Büchlein 1948 zuletzt an
anderer Stelle aufgelegt wurde, noch keinerlei allgemeine Beachtung er-
fuhr und auch in der Literatur geradezu stiefmütterlich behandelt wurde,
hat es nicht zuletzt die Auswirkung des ungeheuren wirtschaftlichen Auf-
schwungs der letzten Jahre in unmittelbarem Zusammenhang mit der
weitgehenden Motorisierung aller Bevölkerungsschichten zur Folge gehabt, daß die zunehmende Zahl von Verletzungen durch stumpfe Gewalteinwirkung das Interesse der Fachwelt für dieses Thema geweckt hat. So
sind auch die wissenschaftlichen Veröffentlichungen zunehmend häufiger
geworden und vereinzelt kleinere Abhandlungen über die stumpfen Bauchverletzungen erschienen, weil eine Lücke auf diesem Sektor zweifellos geschlossen werden mußte. Es fehlt nach wie vor im Schrifttum eine den
Erkenntnissen der neuesten Wissenschaft angepaßte, in die Breite ge-
hende und umfassende Darstellung aller mit diesem Thema in Zusammenhang stehenden Fragen, zu deren Beantwortung eine einfache Wieder-
auflage der alten Monographie natürlich nicht ausgereicht hätte. Das
Büchlein wurde deshalb gründlich überarbeitet, die neuesten Erkennt-
nisse aus dem wissenschaftlichen Schrifttum (siehe Verzeichnis) und aus
eigenen Erfahrungen eingefügt und einige Kapitel, wie das über Schock
und Kollaps, sowie über die Begutachtungsfrage völlig neu geschrieben.
In dieser Form hoffen die Verfasser, die bestehende Lücke im wissenschaftlichen Schrifttum vorübergehend schließen und einem echten Be-
dürfnis in der Fachliteratur abhelfen zu können.

I. Allgemeiner Teil

Häufigkeit der stumpfen Bauchverletzungen

Die stumpfen Bauchverletzungen, mit denen es der Arzt, vorwiegend der frei praktizierende Arzt, erst in zweiter Linie der Chirurg, zu tun hat, haben entsprechend der Steigerung der allgemeinen Unfallhäufigkeit in den letzten Jahren an Zahl und Heftigkeit des Traumas erheblich zugenommen.

Die stumpfen Bauchverletzungen machen etwa 2% aller Verletzungen aus. Sie haben noch immer eine Sterblichkeit von wenigstens 20%. Aus diesem hohen Hundertsatz geht einmal die Schwere der gesetzten Verletzungen hervor, dann zeigt sich aber auch die Schwierigkeit in der Diagnostik an. Die steigende Industrialisierung, die zunehmende Motorisierung des Verkehrs und die allgemeine Verbreitung des Sportes haben zweifellos mit der deutlichen Zunahme der stumpfen Bauchverletzungen zu tun. Trotz aller nur möglichen Verhütungsmaßnahmen wird wohl kaum in Zukunft mit einer Abnahme zu rechnen sein.

Was die Häufigkeit der Verletzungen der einzelnen Organe angeht, so stehen Leber, Nieren und Milz an erster Stelle, dann folgen Darm, Magen, Gallenblase und Bauchspeicheldrüse. Da überwiegend Männer im jugendlichen und mittleren Alter eine stumpfe Bauchverletzung erleiden, ist der durch sie bedingte Ausfall und Verlust an arbeitseinsatzfähigen Menschen relativ hoch. Frauen erleiden in Friedenszeiten nur selten eine stumpfe Bauchverletzung, weil der Zusammenhang des Berufes mit dem Trauma seltener ist. Gelegentlich findet man aber auch bei ihnen derartige Verletzungen, vor allem bei solchen, die in der Landwirtschaft beschäftigt sind.

Ursachen der stumpfen Bauchverletzungen

Es gibt natürlich die verschiedensten Ursachen, die zu stumpfen Bauchverletzungen führen können. Der Verletzungsvorgang muß stets durchdacht werden, weil gewisse Traumen in ihrer Auswirkung erfahrungsgemäß zu ganz bestimmten Organverletzungen führen. Wir denken dabei insbesondere an Leber, Bauchspeicheldrüse, Milz und Darm.

An erster Stelle stehen in Friedenszeiten die Verletzungen im Gefolge von Verkehrsunfällen, also das Überfahrenwerden, der Anprall gegen die Lenkstange, Quetschungen zwischen Wagen und Puffern und ähnliches. Ferner Verletzungen im Berufsleben, hier besonders in der Landwirtschaft, wo jedoch die früher für stumpfe Verletzungen als klassische Bei-

spiele zitierten Hufschläge und Kuhhornstöße schon zu den Seltenheiten
gehören und ebenfalls von Maschinenverletzungen überflügelt wurden.
Außerdem kommen alltäglich Unfälle, wie Fall über eine Bordschwelle,
Boxschlag, Fußtritt, verschiedene Möglichkeiten des Sturzes und schließlich Verschüttungen in Frage.

Die Kraft, die bei stumpfen Verletzungen zur Wirkung kommt, setzt
sich zusammen aus der Masse des verletzenden Körpers und der Geschwindigkeit, mit welcher er sich dem menschlichen Organismus nähert.
Bei feststehendem Widerstand des fremden Gegenstandes besteht die
Kraft aus der Masse und Geschwindigkeit des sich dagegen bewegenden
menschlichen Körpers (Sturz aus großer Höhe auf die Erde), dessen Organe unmittelbar oder mittelbar verletzt werden. Die Wirkung der Kraft
ist ferner abhängig von der Form des einwirkenden Gegenstandes bezüg-
lich seiner angreifenden Fläche (eckig, rund, schmal, breit) und seiner
Richtung. Die Kraft kann gleichzeitig wirksam werden, wie wir es beim
Sturz auf eine flache, massive Unterlage erleben, oder sie mag einzelne
Bauchabschnitte in zeitlich meßbarer Aufeinanderfolge berühren, so beim
Überfahrenwerden durch ein Wagenrad.

Entstehungsmechanismus

Der Entstehungsmechanismus ist sehr mannigfaltig. Auffallend mag
im ersten Augenblick sein, daß die stumpfen Gewalten nur wenig die
widerstandsfähige Bauchwand selbst verletzen, dagegen ihre Hauptein-
wirkung auf die in der Tiefe liegenden Organe ausüben. Indessen wird man
sich bei näherer Überlegung selbst sagen müssen, daß die — wenn auch
geschützt liegenden — Baucheingeweide verletzlicher sind als die druck-
gewohnte Bauchwand. Die einwirkende Kraft mag schon ein wenig durch
die Kleider, die der Verletzte trägt, eingedämmt werden. Fette und
schlaffe Bauchdecken können ebenfalls als Puffer wirken. Die Bauchwand, die im Augenblick der Krafteinwirkung nachgibt, reißt weniger als
die elastisch gespannte ein, schützt aber auch schlechter das Bauchinnere,
das, physikalisch gesehen, als Druckraum zu betrachten ist und den
hydraulischen Gesetzen unterliegt. Die straffen Bauchdecken mit kräftig
ausgebildeten Muskeln bieten den sichersten Schutz. Das zeigt sich im
negativen Sinne deutlich bei den Fällen, wo die stumpfe Kraft so unmittelbar eingewirkt hat, daß der Verletzte infolge der Schrecksekundenverzögerung nicht mehr Zeit genug fand, durch Anspannen der Bauchmusku-
latur die hintreffende Gewalt abzumildern oder aufzufangen. Wenn es
unter solchen, besonders ungünstigen Umständen infolge des Überrascht-
werdens zum Auftreten unkoordinierter Bewegungen kommt, genügt ge-
gelentlich nur eine geringe Gewalteinwirkung wie Stolpern auf einer
Treppenstufe, um schwere Organverletzungen hervorzurufen. Es sind
Fälle von Darmruptur durch alleinige starke Anspannung der Bauchmuskeln bei Ausführung von schwerer Arbeit beschrieben worden. Ob bei
dieser außergewöhnlichen Entstehung eine schwache Stelle, wie äußere
oder innere Bruchöffnung die Ursache war, blieb ungeklärt. Schwere Verletzungen durch Zug- und Druckbelastung der visceralen Haltevorrich-

tungen beim Fall aus größerer Höhe oder durch plötzliches Stolpern mit heftigem Fall nach vorn wurden ebenfalls bekannt.

Die Fähigkeit des leeren Magen-Darmkanals und der Blase, auf stumpfe Gewalt auszuweichen, wird gelegentlich schwerere Verletzungen verhüten. Auch ein mäßig stark ausgeprägtes Luftpolster in den Därmen gewärt einen gewissen Schutz. Die Sprengwirkung des durch Speisen gedehnten Magens und Dünndarms, des mit Kot und Gasen gefüllten Dickdarms oder der mit Urin gefüllten Blase kann leicht zur Berstung führen. Ebenso wirkt sich der Füllungszustand der parenchymatösen Organe mit Blut auf die Größe der Verletzungsfolgen aus. Der Widerstand, den die Wirbelsäule als Gegenlager auf die Krafteinwirkung bietet, fördert die Stärke der einwirkenden Kräfte. Bei ihr ist zu berücksichtigen, daß sie infolge der physiologischen Lordose gegen die Bauchhöhle vorspringt und nach unten gegen das Becken abfällt. Sie stellt also den einwirkenden Kräften gegenüber keine flache Unterlage, sondern eine Vorwölbung dar. Am schlimmsten wirken sich Druck und Gegendruck dann aus, wenn der Körper zwischen die Puffer eines Eisenbahnwaggons kommt, also Stahl auf Stahl trifft.

In Kriegszeiten sind vereinzelt Fälle beschrieben worden, bei denen es durch erhebliche Luftstoßwirkung sprengstoffreicher Bomben ohne jegliche äußere Verletzungszeichen zu Leber-, Milz- und Darmzerreißungen gekommen ist. Diese Schädigungen werden durch das Aufprallen der überstarken Druckwelle auf die Körperoberfläche hervorgerufen. Sie sind den stumpfen Bauchverletzungen einzureihen, da sie keine neue Verletzungsart darstellen, sondern lediglich die Ursache der Verletzung neu ist.

Bei der Anzeigestellung zur Operation muß man bei diesem Krankheitsbild in den ersten 24 Stunden sehr zurückhaltend sein, einmal, weil die gleichzeitig lungengeschädigten Leute schlecht die Inhalationsnarkose vertragen, zweitens besteht fast ausnahmslos ein schwerer Schockzustand, bei dem die üblichen Kreislaufmittel wirkungslos und Flüssigkeitsübertragungen nicht angezeigt, ja schädlich sind, da sie zum Lungenödem führen. Ferner hat die Erfahrung gelehrt, daß anfangs bedrohlich aussehende Baucherscheinungen (Reizzustände des Bauchfells), die Anlaß zur Eröffnung der Bauchhöhle gaben, nicht einen entsprechend schweren Befund im Innern aufwiesen, sondern nur harmlose subseröse Blutungen zeigten.

Im Gegensatz dazu muß bei der Wasserstoßverletzung (Wasserbombe) häufiger mit Schädigungen der Bauchorgane und weniger mit solchen der Lunge gerechnet werden. Ein Grund dafür ist, daß der Bauch des schwimmenden Menschen dem Wasserstoß mehr ausgesetzt ist als der Brustkorb, der näher der Oberfläche liegt, so daß das nicht zusammendrückbare Wasser eher die Möglichkeit des Ausweichens hat. Ferner bietet der knöcherne Brustkorb Herz und Lungen einen besseren Schutz als die Bauchwand den inneren Organen der Bauchhöhle.

Diese Tatsache hat insofern ihre praktische Bedeutung, als beim Wasserstoß die Anzeigestellung zur Laparotomie öfter gegeben sein wird als beim Luftstoß, zumal die meist geringeren Lungenverletzungen keinen Hinderungsgrund darstellen.

Entsprechend ihrer *Mechanik* unterscheiden wir bei den stumpfen Bauchverletzungen, die auch als subcutane bezeichnet werden, a) *Quetschung*; b) *Berstung*; c) *Zerreißung* und *Abriß*. Diese Verletzungsmethoden lassen sich am besten am Organsystem des Magen-Darmkanals veranschaulichen.

Bei *Quetschungen* sind die Schwere der einwirkenden Gewalt, ihre Schnelligkeit, Dauer und Richtung von ausschlaggebender Bedeutung.

Sie entstehen durch Druckkräfte, die sich aus einer, zwei oder sogar ent-
gegengesetzten Richtungen auswirken können. Die Wirbelsäule als der
vorspringendste und der am wenigsten von Weichteilen überkleidete Teil
der hinteren Bauchwand ist diejenige Gegend, wo die meisten Quetschungen stattfinden. Sie werden hervorgerufen durch Einklemmen des Bauches zwischen die Puffer von Eisenbahnwagen, zwischen Walzen einer
Maschine, zwischen Mauerwand und Fahrstuhl usw. Bei der Quetschung
reißt zunächst die eigentliche Darmwand und erst dann die Serosa ein.
Von allen Darmschichten wird die Muscularis am schwersten zerstört.
Schleimhautdefekte sind nicht so ernst zu nehmen, da erfahrungsgemäß
die Mucosa sehr regenerationsfähig ist. Als makroskopisch einwandfreie
morphologische Befunde der Quetschung können beispielsweise die Fälle
angesehen werden, bei denen sowohl die vordere Bauchwand, als auch die
Lendengegend in einer Linie mit der Darmruptur Quetschungen aufweisen; weiterhin Darmabschnitte, die an entsprechenden Stellen der
Vorder- und Hinterwand lochförmig durchtrennt sind.

Berstung, Zerrung, Dehnung, *Zerreißung* und *Abriß* sind verschiedene
Formen desselben Vorganges, nämlich ein Überschreiten der Elastizitäts-
grenzen. Bei der Berstung reißen zunächst die Serosa, dann die Muscularis
und Mucosa ein. Am widerstandsfähigsten ist die Submucosa dank ihrer
zahlreichen elastischen Fasern. Die Reihenfolge der Schädigung der einzelnen Schichten ist hier also gerade umgekehrt wie bei der Quetschung.
Ein morphologisches Kennzeichen der Berstungsverletzung ist ein Loch
in der Darmwand, das sich nach der Lichtung zu trichterförmig verengt.
Ist bei einem umschriebenen Trauma der Ort der Einwirkung genau bekannt, und findet man die Perforationsstelle weit entfernt davon, so kann
es sich unmöglich um eine Quetschung, sondern nur um eine Berstung
oder einen Abriß handeln. Von allen Darmabschnitten neigt besonders
das Coecum zur Berstung. Sie entsteht durch Erhöhung des intraintesti-
nalen Druckes, und zwar besonders dann, wenn bei starker Füllung der
Inhalt nicht schnell genug ausweichen kann, wie es an den natürlichen
Knickungen des Darmes der Fall ist. Weiterhin droht die Gefahr der
Berstung bei Knickung an zwei Stellen (Hernie), ferner bei Knickung an
einer und Verschluß durch den eindrückenden stumpfen Gegenstand an
einer zweiten Stelle. Daß die Art des Darminhaltes auf das Zustandekommen der Berstung einen Einfluß hat, ist seit langem bekannt; Luft und
Gas als zusammendrückbare Körper sind weniger gefährlich als flüssiger
Inhalt, der praktisch genommen, nicht komprimierbar ist.

Bei tangential angreifenden Gewalten kommt es durch Zugwirkung zur
Lösung vom Mesenterium und an den kurz aufgehängten oder festen
Punkten des gefüllten Darmes zum *Abriß*, der unvollständig oder vollständig sein kann. Diese Art der Verletzung finden wir insbesondere an
der Flexura duodeno-jejunalis, am Coecum, an Teilen des Colon ascendens
und descendens, und an pathologischen Fixationspunkten.

Es sind zwei verschiedene Zugwirkungen zu unterscheiden, von denen
die eine senkrecht zur Darmachse, also parallel den Radien des Mesenteriums, und die andere parallel zur Darmachse verläuft. Die Folgen der
zuletzt angeführten Verletzungsart zeigen sich in queren Abrissen des

Darmes, die sich für gewöhnlich in das zugehörige Mesenterium radiär fortsetzen. Der Mechanismus bei der zweiten Verletzungsweise ruft Ausreißungen ganzer Darmstücke mit oder ohne Abriß des zugehörigen Mesenteriums hervor. Beweisend für Zugwirkung sind solche Fälle, die ihre Entstehung einem Fall oder Sturz verdanken, wobei der Bauch gar nicht unmittelbar getroffen worden ist.

Zug- und Druckwirkungen können jede für sich allein, aber auch gemeinsam angreifen. Daraus erklären sich die wechselvollen und manchmal auch unerwarteten Befunde bei der Operation. Umschriebene Gewalten, die wesentlich häufiger vorzukommen pflegen, haben eine andere Tiefenwirkung als die mit breitem Angriffspunkt. Die Schockwirkung ist um so größer, je breiter die Fläche der Gewalteinwirkung ist. Entsprechend den zahlreichen Organen, die in der Bauchhöhle liegen, bestehen für die äußerlich stumpfen Gewalteinwirkungen innerlich die verschiedensten Möglichkeiten der Verletzung. In vielen Fällen mag die Stelle, wo die Hauptkraft eingewirkt hat, den richtigen Fingerzeig für die in der Tiefe gelegene Organverletzung abgeben (unmittelbare Verletzung). An den Bauchdecken selbst vermißt man in der Regel gröbere Spuren einer Verletzung. Nicht immer entspricht der Ort der äußeren Gewalt der Verletzung im Bauchinnern; diese kann sogar weit entfernt von der äußeren Einwirkungsstelle sein. So gibt es, wenn auch seltener, stumpfe Bauchverletzungen, bei welchen der Angriffspunkt gar nicht am Bauch selbst, sondern am Rücken, Gesäß oder an den Füßen liegt (mittelbare Verletzung).

Schock-, Kollaps- und Crushsyndrom

Nachdem Ursachen und Entstehungsmechanismus in ihrer Mannigfaltigkeit geklärt sind, wenden wir uns den Folgeerscheinungen bei stumpfen Bauchverletzungen zu, und zwar zunächst den unmittelbaren, sofort einsetzenden und am meisten ins Auge springenden des *Schockes* und *Kollapses*, der je nach Schwere des Unfalles den ganzen Organismus ergreift *(Körperschock)* oder auf ein Organ beschränkt bleibt *(Organschock)*.

Nicht nur die stumpfe Gewalteinwirkung, sondern schlechthin jedes Trauma kann als Allgemeinreaktion des Organismus die Erscheinungen des Schockes und Kollapses auslösen. Bei den stumpfen Bauchverletzungen treten sie jedoch mit großer Regelmäßigkeit auf und machen vor jedem weiteren aktiven Einschreiten von seiten des Arztes eine gesonderte, rasch einsetzende und zum Erfolg führende Therapie erforderlich. Es ist auch in dieser begrenzten Abhandlung unumgänglich, der Frage nach dem Wesen von Schock und Kollaps genau nachzugehen, eine terminologische Begriffsklärung herbeizuführen und den heutigen Stand der therapeutischen Möglichkeiten auszubreiten.

Wir wollen die Tatsache nicht leugnen, daß die Begriffe Schock und Kollaps vielfach durcheinandergeworfen werden, ja daß manche Autoren sie für Synonyma halten. Die Mehrzahl aller Autoren, der wir uns anschließen, trennt jedoch diese Begriffe ihren Ursachen und ihren Auswirkungen nach wie folgt:

1. Der *Schock* ist ein Zustand höchster krisenhafter Erregung des gesamten vegetativen Nervensystems, in dem es zu mannigfachen nervösen Fehlsteuerungen kommt, die ihrerseits in Übererregung oder Lähmung (erethische und atonische Phase) ganzer Organsysteme in Erscheinung treten.

2. Der *Kollaps* ist ein Zusammenbrechen des peripheren Blutkreislaufes, ausgelöst durch ein Mißverhältnis zwischen fließendem Blut und Gefäßinnenraum. Dieses Zusammenbrechen kann erfolgen auf Grund nervöser Fehlsteuerung und unökonomischer Erweiterung des peripheren Gefäßapparates, so daß das Blut in den erweiterten Gefäßen versackt oder bei großen Blutungen nach außen oder innen, indem die kreisende Blutmenge das Gefäßsystem nicht mehr auszufüllen imstande ist, ferner durch Austritt von Blutplasma aus der Blutbahn. Man unterscheidet a) den *Verblutungskollaps* durch Blutverlust nach außen oder in eine Körperhöhle; b) den *hämodynamischen Kollaps* durch Versacken des Blutes in Blut-Depots (Splanchnicusgebiet, peripherer Kreislauf, Muskulatur); c) den *protoplasmatischen Kollaps* durch Austritt von Blutplasma aus der Blutbahn (großflächige Verbrennungen). Es kann also ein Schock in einen Kollapszustand überführen, dies braucht jedoch nicht der Fall zu sein. Andererseits kann ein Kollapszustand auftreten, ohne daß ein Schock notwendig vorhergeht. Da diese beiden Erscheinungen jedoch in der Regel vergesellschaftet sind, spricht man am besten von einem *Schockkollapssyndrom.*

Neben dem eigentlichen Schock, der ein über das Nervensystem sehr schnell und der Dauer nach relativ kurzfristig ablaufendes Geschehen ist, und dem Kollapszustand, gibt es noch eine dritte Möglichkeit, den Gesamtorganismus durch traumatische Einwirkung auf einen örtlich begrenzten Teil aufs schwerste und oft lebensgefährlich zu bedrohen. Es ist dies eine Erscheinung, die als Spätfolge von Schock- und Kollapszuständen auftreten kann, und die von dem klinischen Bild von Wasserausscheidungsstörungen beherrscht wird. Es handelt sich um das sogenannte *Verschüttungs-* oder *Crushsyndrom,* das nach mehr oder weniger intensiver, kurz oder länger dauernder Kompression von kleineren oder größeren Muskelmassen oder durch Verschluß der arteriellen Blutversorgung mit einer verstärkten Ausscheidung von Myoglobin durch die Niere einhergeht, wobei es unter Anstieg des Reststickstoffwertes allmählich zur Anurie kommen kann. Pathomorphologisch findet sich das Bild der interstitiellen Nephritis, für deren Entstehung verschiedene Theorien entwickelt wurden, so die Verstopfungstheorie, die Vergiftungstheorie, die Theorie der Schockanoxie und Acidose. Wir möchten uns der Ansicht von EUFINGER anschließen, wonach alle diese Momente in gleicher Weise zum abgeschlossenen Bild des Crushsyndroms beitragen dürften.

Die einzige Möglichkeit, einen solchen Zustand ständig richtig einzuschätzen, ist die kontrollierte Urinsekretion mittels eingelegten Katheters nach vorangegangener rascher Auffüllung des Kreislaufes. Eine Stundenmenge von 50 ccm bei einem spezifischen Gewicht von ca. 1020 ist anzustreben.

Nach diesen allgemeingültigen Vorbemerkungen wenden wir uns jetzt den besonderen Erscheinungen des Schockkollapssyndroms bei stumpfen Bauchverletzungen zu.

Beim sogenannten *traumatischen Schock* (,,Wundschlag'') folgt nach einer groben Gewalteinwirkung bei erhaltenem Bewußtsein sofort oder allmählich eine allgemeine Körperschädigung. Der Höhepunkt der klinischen Erscheinungen liegt im unmittelbaren oder doch baldigen Anschluß an die Verletzung. Die Schädigung entsteht dadurch, daß das stumpfe Trauma den Bauch und dabei den Plexus solaris oder andere Ganglien trifft, wie wir es vom Goltzschen Klopfversuch her kennen. Durch die plötzliche gewaltsame Erschütterung dieses neurovegetativen Zentrums tritt eine über das normale Maß hinausgehende Nervenreizung auf, die nicht nur örtlich im Sinne eines Lokal- oder Organschocks bleibt, sondern sich auch auf übergeordnete Nervenzentren störend auswirkt. Es folgt eine Allgemeinreaktion des Körpers, meist mit Beteiligung des Kreislaufes (Kreislaufkrise). Das soll nicht heißen, daß man sozusagen aus der Höhe des arteriellen Blutdrucks und der Qualität und Zahl des Pulses die Diagnose Schock und seine Stärke ablesen kann. Ein Schock kann nämlich trotz regelrechten Blutdrucks und Pulses vorhanden sein.

Bekanntlich lassen sich schockähnliche Zustände durch parenterale Zufuhr von Peptonen und von Histamin künstlich hervorrufen. Es erscheint daher möglich, daß die genannten Eiweißspaltprodukte oder andere histaminähnlich wirkende Stoffe im Gebiete der Verletzung entstehen und das Bild des Schockes hervorrufen können. Schockeigene Gifte sind bisher noch nicht gefunden worden. Stunden bis mehrere Tage nach einem Unfallereignis kann es durch Aufsaugung großer Blutergüsse, aber auch nach großflächigen operativen Gewebszerstörungen (sacroabdominale Rectumamputation) zu schockähnlichen Zuständen kommen, die in das Gebiet des Crushsyndroms gehören dürften.

Die Regulationsstörung im Kreislauf wird im allgemeinen als Folgeerscheinung des primär geschädigten Nervensystems gedeutet. Diese vasomotorische Lähmung bezieht sich bei dem gewöhnlichen Bilde des Schocks mehr auf die Peripherie als auf das Gehirn. Die praktische Erfahrung hat nämlich gezeigt, daß zentral angreifende Analeptica gelegentlich wenig bewirken oder überhaupt wirkungslos bleiben. Ein Beweis dafür, daß die nervösen Reizbildungszentren als erstes Erfolgsorgan auf die auslösende Ursache reagieren, ergibt sich aus der Feststellung, daß weder die mechanische Wiederauffüllung des Gefäßsystems mit Kochsalzlösung noch die Bluttransfusion allein einen tiefen Schockzustand zu beseitigen vermögen. Bei der recht seltenen Schockform, wo der Tod dem Unfallereignis augenblicklich folgt (erethische Form), handelt es sich mit Bestimmtheit nur um eine nervöse Gesamtreaktion, weil zur Entstehung von Giften unbedingt eine gewisse Zeit nötig wäre. Bei der zweiten, alltäglichen Form, die sich infolge von Ausgleichs- und Anpassungsvorgängen und nur unter Beteiligung des peripheren Nervensystems weniger heftig ausprägt, mögen neben dem nervösen auch die chemischen Faktoren auslösend und unterhaltend wirken (Acetonämie, Erscheinen von histaminähnlichen Gewebszerfallsprodukten im Blut). Sie hat besondere Beziehungen zum Kreislauf (capillartoxischer Kollaps) und gibt durch Blut- und Plasmaaustritt Flüssigkeit ab; deshalb ist ihre Unterscheidung vom Kollaps manchmal so schwierig, weil sich bei ihm ebenfalls ein Feuchtigkeitsverlust einstellt. Auch können Schock und Kollaps neben- und hintereinander auftreten, wodurch das Krankheitsbild noch mehr verschleiert wird.

Bei den geschlossenen Bauchfellverletzungen handelt es sich fast immer um einen *Verblutungskollaps*. Für die klinische Behandlung ist es wichtig zu wissen, daß der Körper im Verblutungsstadium selbsttätig die Gefäße vorübergehend verengt, um das nur noch wenig vorhandene Blut zentral für die lebenswichtigen Organe zu sammeln, und damit den Herzkreislauf aufrecht erhalten zu können. Es wäre zwecklos, ja sogar schädlich, dem Organismus in diesem Abschnitt Kreislaufmittel zu geben; denn es handelt sich um eine rein physikalische Angelegenheit, nämlich die Auffüllung des Gefäßraumes mit Flüssigkeit. Erst nachdem auch dieser letzte Versuch der Selbststeuerung des Körpers versagt hat, tritt der typische Kollaps mit Erweiterung und Überfüllung der Haargefäße ein, während die Körpermitte blutarm ist. Infolge der schlechten Sauerstoffversorgung des Gehirns ist das Bewußtsein meist leicht getrübt.

Der *hämodynamische Kollaps* als eine zentral oder peripher ausgelöste Kreislaufschädigung äußert sich in einer extremen Gefäßerweiterung. Dadurch versackt das Blut in der Peripherie, der venöse Rückfluß stoppt mehr oder weniger, und das Blutangebot an das Herz liegt unter der Grenze, die eine geregelte Tätigkeit verlangt. Die letzte Ursache der Kreislaufveränderung besteht in der Hypotonie des Gefäß- und Muskelsystems, die sekundär zu einem Mißverhältnis von kreisender Blutmenge und dem Fassungsvermögen des Gefäßsystems führt. Infolge Sauerstoffmangels wird das Gewebe geschädigt, es kommt zum Plasmaaustritt, zur Senkung der Blutplättchen und zur weiteren Veränderung des Blutchemismus, worauf an dieser Stelle nicht eingegangen werden kann, wie auch die im Laboratorium feststellbaren Zeichen des Schocks unerwähnt bleiben.

An der Leiche ist die Diagnose Kreislaufkollaps vor allen Dingen dann, wenn zwischen Beginn der Kreislaufschädigung und dem Tode ein längerer Zwischenraum liegt, an den Organen zu stellen. Die klinisch festgestellte Diagnose Schock läßt sich dagegen pathologisch-anatomisch selten beweisen. Wenn sich auch Schock und Kollaps ätiologisch, pathogenetisch, klinisch und pathologisch-anatomisch des öfteren voneinander trennen lassen, so ist das längst nicht immer der Fall. So geht eine ganze Reihe von Schockzuständen schließlich in einen tödlichen Kollaps über. Des öfteren stimmt die klinische Diagnose Schock überhaupt nicht, wie die Sektion zeigt, vielmehr liegt eine Blutung, Gehirn- oder Rückenmarksverletzung, Nebennierenruptur, Fettembolie in Gehirn oder Lungen oder sonst etwas anderes vor. Der in der Chirurgie so oft gebrauchte Begriff Schock ist also mehr ein Sammelbegriff, dem keine bestimmte Entstehung, kein klares Krankheitsbild mit eindeutigem pathologisch-anatomischem Befund zugrunde liegt. Man soll sich deshalb nicht mit der Diagnose Schock begnügen, sondern nach der oder den Ursachen forschen. In erster Linie bezieht sich die Schockwirkung, wie wir bereits gesehen haben, auf das Nervensystem.

Da, wie aus dem bisher Gesagten ersichtlich, die Erscheinungen des Schocks und Kollapszustandes fast nie streng voneinander zu trennen sind und sich vielfach überschneiden, sollen die hervorstechendsten Symptome dieses Syndroms, wie sie THANNHAUSER schon vor etwa 25 Jahren klassisch geschildert hat, noch einmal kurz zusammengefaßt werden:

1. In der *erethischen Phase:* blasses Aussehen, kühle, wachsartige, mit Schweiß bedeckte Haut, leichte Benommenheit bei sonst freiem Sensorium und Ansprechbarkeit. Starre Gesichtszüge, halonierte Augen, livide Lippen, Durst und Erbrechen. Herz und Lungen sind klinisch gesund, der Puls voll, kaum beschleunigt, Blutdruck nur unwesentlich erhöht, ebenso die Temperatur.

Alle diese Erscheinungen sind flüchtig, sie verschwinden entweder rasch und machen den normalen Reaktionen und einem wiederhergestellten Wohlbefinden Platz oder gehen in das schwere, zweite Stadium,

2. das *atonische Stadium* über: Dieses zeichnet sich durch allgemeine Teilnahmslosigkeit und kaum bestehende Ansprechbarkeit aus. Bei normalem Herz- und Lungenbefund ist der Puls frequent, kaum fühlbar, leicht unterdrückbar. Der Blutdruck nimmt ab, die Reflexe sind abgeschwächt. Es besteht eine Hypothermie, Tonuserschlaffung der Muskulatur, oft motorische Unruhe, Erbrechen, geistige Verwirrung, Durst, Schweißausbrüche, herabgesetzte Sensibilität und Schmerzempfindung, die bekanntlich so weit geht, daß selbst größere operative Sofortmaßnahmen ohne Anaesthesie oder Narkose durchgeführt werden können.

Das Ausmaß all dieser Erscheinungen ist nicht allein von der Schwere des Traumas abhängig, sondern in besonderer Weise auch von der Affektbereitschaft des Verletzten. Je komplizierter und differenzierter sein Nervensystem ist, um so leichter tritt der Schock ein, auch seine Tiefe und Dauer sind von der Reizstärke und der allgemein körperlich-seelischen Verfassung abhängig. Hieraus geht eindeutig die große Bedeutung des Schocks in der modernen Zeit hervor, in der viele Menschen an sich schon, ohne daß überhaupt ein Unfallereignis eingetreten ist, ein einziges „Nervenbündel" darstellen.

Bei der *Therapie des Schockkollapssyndroms* hat die Tatsache, daß die zirkulierende Blutmenge relativ oder absolut vermindert ist, in den Mittelpunkt der Betrachtung zu rücken.

Drei Mängel erfordern sofortiges Handeln: 1. Die verlorene Blutflüssigkeit muß ersetzt werden; 2. die periphere Blutbahn muß verengt werden; 3. die vegetative Übererregung muß gedämpft werden. Die beste Therapie ist die Auffüllung des Kreislaufes durch Blut, Plasma oder Ersatzflüssigkeiten bei entsprechender Zugabe von peripher angreifenden Kreislaufmitteln und die gesonderte, speziell dem raschen vegetativen Ausgleich dienende moderne Therapie mit Nebennierenpräparaten.

Zum Auffüllen des Kreislaufes ist die Bluttransfusion in fast allen Fällen das weitaus beste Füllmedikament. Neuere Forschungen haben jedoch ergeben, daß dies nicht in allen Fällen richtig ist. So ist auf Grund elektrophoretischer Untersuchungen im Bluteiweißspektrum nach schweren Muskeltraumen festgestellt worden, daß beim *Crushyndrom*, sowie bei allen mit Nierenschädigung einhergehenden Traumen eine strenge *Kontraindikation* für Vollbluttransfusionen besteht, da schon ein geringer Hämolysegrad in solchen Fällen zu tödlicher Anurie führen kann.

Hier und in allen Fällen, in denen Blut der geeigneten Gruppe nicht schnell genug zur Verfügung steht, treten die Blutersatzmittel in ihr Recht. Man kann drei Gruppen solcher Medikamente unterscheiden, die sich im wesentlichen durch ihre unterschiedliche Verweildauer im strömenden System unterscheiden (nach BÜRKLE DE LA CAMP).

1. *Isotonisch-kristalloide Salzlösungen.* Hierher gehören die 0,9%ige NaCl-Lösung, Ringerlösung und Tyrodelösung. Sie haben alle den Nach-

teil, nur ganz kurz in der Blutbahn zu verbleiben, so daß eine anhaltende Schock- und Kollapstherapie nicht gewährleistet ist.

2. *Kolloide enthaltende Lösungen.* Hierher gehören an erster Stelle das Blutplasma oder Serum selbst, sowie das reine, aber sehr teure Serumalbumin, ferner das Periston, das noch zwei Tage nach der Infusion im strömenden Blut nachweisbar ist. Es hat überdies die Eigenschaft, Toxine zu binden. Gute Erfahrungen machten wir auch mit reiner 3%iger Gelatinelösung.

3. *Capillar wirksame Lösungen.* Es handelt sich dabei um kristalloide Lösungen, bei denen durch Zusatz von capillar abdichtenden Substanzen, wie z. B. durch Rutin, die Verweildauer in den Gefäßen erhöht wird.

Grundsätzlich ist zu beachten, daß die Menge der infundierten Flüssigkeit mindestens 1000 ccm betragen soll.

In Fällen, wo der Blutdruck normal oder sogar leicht erhöht ist, ist die Medikation zentral oder peripher angreifender Analeptica nicht erforderlich, sie würde im Gegenteil die Erregung nur steigern. In solchen Fällen ist ein sedativ wirkendes Mittel wie Pantopon oft viel wirksamer. Dagegen soll die Kreislaufauffüllung in all den Fällen sofort und energisch medikamentös unterstützt werden, in denen ein ständig sinkender Blutdruck die atonische Kollapsphase einleitet. In solchen Fällen bewährt sich die im Wechsel gegebene Verabfolgung von peripher angreifenden Mitteln wie Sympatol, Noradrenalin, Veritol mit zentral wirkenden wie Coffein und Coramin in halbstündigen, später stündlichen Abständen. In besonders bedrohlichen Fällen können arterielle Infusionen lebensrettend wirken.

Neu, aber mit bestem Erfolg und aus der modernen Therapie nicht mehr wegzudenken, hat sich die *Corticosteroidbehandlung* gerade auch in der Beseitigung schwerster Schockzustände eingebürgert. In außergewöhnlichen „Stress-Situationen", nach schweren Verbrennungen, Vergiftungen, Operationen und in unserem Fall nach schweren Unfallverletzungen liegt ein funktioneller Erschöpfungszustand der Nebennierenrinde vor. Unter anderem ist dies die Ursache für den schweren Kreislaufverfall. In diesem Stadium sprechen Kreislaufmittel üblicher Art einfach nicht mehr an.

Die sofort durchgeführte intravenöse Zufuhr eines Cortisonpräparates (wir nehmen eine Ampulle Solu-Forcortin H zu 4 mg) kann lebensrettend wirken. Eine solche Injektion muß unter Umständen nach etwa einer Stunde wiederholt werden.

Da die Gefahr einer solchen Nebennierenrindenerschöpfung sicherlich bei alten Menschen besonders groß ist (infolge geringerer Anpassungsfähigkeit des Endokriniums), sollte man es sich zur Regel machen, auch bei weniger ausgeprägten Schockzeichen eine Schockprophylaxe mit Nebennierenrinden-Hormonen besonders bei älteren Verletzten nicht zu versäumen. Außerdem ist natürlich die Stärkung der Herzkraft mit Strophanthingaben bei fast allen Patienten jenseits des fünften Dezenniums unerläßlich. Daß zur Durchführung der gesamten Schock-Kollaps-Therapie die entsprechende Lagerung in einem ruhigen Zimmer bei ausreichender Wärme, notfalls künstlicher Erwärmung mit Wärmflasche und frischer Luft, wenn möglich Sauerstoffzufuhr (Sauerstoffzelt) erforderlich ist, mag als Selbstverständlichkeit nur am Rande erwähnt werden.

Ist im oben Gesagten vom Schockkollapssyndrom als von einem Geschehen gesprochen worden, das den ganzen Organismus in Mitleidenschaft zieht, so gibt es auch Reaktionen und Veränderungen ähnlicher Art im Kleinen, sozusagen auf die einzelnen Organe beschränkt, bei entsprechend leichteren Verletzungsarten oder als Restzustand, nachdem sich der allgemeine Körperschock gelöst hat.

Die *Erschütterung* ist die mildeste Verletzung dieser Art. Sie besteht, ähnlich wie die Commotio cerebri, in einer vorübergehenden Störung des inneren Gleichgewichtes von Organen oder Organbezirken, ohne anatomisch greifbare Veränderungen zu setzen. Die Ursache dieser Vorgänge wird in einer reflektorischen oder auch unmittelbaren Beeinflussung des Gefäßnervensystems des betreffenden Organes gesehen, die zum sogenannten *Organschock* führt. Bei der reflektorischen Entstehung stellt man sich den Vorgang so vor, daß der durch die stumpfe Verletzung gesetzte periphere Reiz Hautbezirke trifft, die in ihrer Versorgung denselben Rückenmarkssegmenten unterstehen wie die betreffenden reflektorisch beeinflußten inneren Organe. Wie bei dem traumatischen Schock der Reiz auf das Hautgefäßzentrum überspringt, so ist in diesen Fällen nicht das Hautgefäßzentrum, sondern eines der vielleicht segmental verteilten, untergeordneten spinalen Zentren getroffen. Das Auftreten des Organschocks, der in einem kurzdauernden Leistungsausfall, möglicherweise von leichteren Störungen in der Folgezeit begleitet, besteht, wird ärztlicherseits deshalb häufig nicht erkannt, weil es nicht so deutlich, wie beispielsweise das Zeichen der Bewußtlosigkeit bei der Commotio cerebri, in die Augen fällt. Darüber, daß derartige Funktionsstörungen — wenn auch heute auf Grund mangelhafter Untersuchungengsmöglichkeiten noch nicht recht greifbar — vorhanden sind, besteht wohl in Anbetracht der zahllosen empfindsamen Nervengeflechte, welche die Bauchdecke und die einzelnen Bauchorgane samt ihren Gefäßen umgeben, kein Zweifel. Sie werden im Schrifttum als *Commotio hepatis, renis, intestini* usw. bezeichnet, wodurch schon im Ausdruck die Einheitlichkeit des krankhaften Geschehens hervorgehoben wird. Wie diese kurzen Erörterungen deutlich zeigen, bedarf das Gebiet, welches die Beziehungen zwischen stumpfer Bauchverletzung und Organfunktion behandelt, in vielen Punkten noch weiterer Klärung.

Diagnosestellung

Der eigentliche Verletzungsherd, das geschädigte Organ, ist, da die Bauchdecken in vielen Fällen auch nicht die leiseste Spur einer sichtbaren Veränderung aufweisen und anamnestisch in vielen Fällen der Ort der Einwirkung, oft die Art des verletzenden Gegenstandes gar nicht genau angegebenen werden kann, dem Auge des Arztes verborgen. Die gesamte Diagnostik der inneren Verletzungen baut sich deshalb auf der Beobachtung *indirekter* Hinweise und auf einem feinen Kombinationsvermögen des Arztes auf. Das Wesentliche ist daher die richtige Einschätzung der verschiedenen Anteile, die Schock, Blutungen und die Peritonitis an der Erzeugung der beobachteten Symptome haben, um daraus auf das verletzte Organ und die Art der Verletzung schließen zu können. Folgende sechs Grundregeln verdienen in allen Fällen Beachtung:

1. Jede stumpfe Bauchverletzung ist ernst zu nehmen.

2. Die Schwere der Verletzung ist häufig im Anfang nicht zu beurteilen.

3. Jede stumpfe Bauchverletzung muß zur Beobachtung in ein Krankenhaus.

4. Nicht nur Milz, auch Leber, Magen und Darm können zweizeitig perforieren. Das Intervall kann lange dauern. Außerdem können mehrere Organe gleichzeitig verletzt sein.

5. Nur bei klinischer Beobachtung kann deshalb bei Verschlimmerung des Zustandes *rechtzeitig* genug operiert werden.

6. Bei begründetem Verdacht einer inneren Verletzung ist die Probelaparotomie auszuführen.

Man kann anfangs im Zweifel sein, ob es sich nur um eine Bauchwandschädigung oder um eine intraabdominelle Verletzung handelt. Es kommt nicht selten vor, daß der Arzt zunächst hinter gespannten und schmerzhaften Bauchdecken eine innere Verletzung vermutet, ohne daß sie wirklich vorliegt. In allen diesen Fällen ist es richtig, eher zu viel zu tun, als etwas zu versäumen, was später nicht wieder gutzumachen ist. Damit soll natürlich nicht der anzeigelosen Probelaparotomie das Wort geredet werden.

In den ersten Stunden nach der stumpfen Gewalteinwirkung beherrscht — und verschleiert vielleicht auch — der Schock mit Blässe, Teilnahmslosigkeit (Herabsetzung der Reflexerregbarkeit), oberflächlicher Atmung, Kälte der Haut, kaltem Schweiß, Blutdrucksenkung, regelrechtem oder verlangsamtem Puls (Vagusreizung) das Krankheitsbild. Genaue Vorgeschichte, Angriffspunkt des Traumas, Art, Ort, Ausstrahlungsneigung, Rhythmik der Schmerzen und genaue Beobachtung der Ablaufgeschwindigkeit bringen den Untersucher vielleicht in der Diagnose weiter. Röntgenaufnahmen des Thorax, der Wirbelsäule und des Beckens geben oft wertvolle Fingerzeige. Schmerzstillende Mittel dürfen nicht eher verabreicht werden, als bis die Diagnose bzw. Anzeige zur Operation gestellt ist. In dieser Hinsicht wird durch die erstversorgenden Ärzte immer wieder gesündigt. Auch teilen wir den Standpunkt einiger weniger Chirurgen nicht, die durch Vergleichung des Tastbefundes vor und nach einer Morphinumeinspritzung in der Differentialdiagnose wesentliche Aufschlüsse zu erzielen glauben.

Keine Regel ohne Ausnahme. So muß von diesem Grundsatz abgewichen werden, wenn der Verletzte unter heftigsten Schmerzen leidet und ein längerer Transport bis zum nächsten Krankenhaus erforderlich ist. In diesen Fällen tut man gut, keine Morphinpräparate, sondern Novalgin 2 bis 4 ccm intravenös zu verabreichen. Dieses Mittel nimmt nur kurzdauernd die Schmerzen und verwischt nach Eintreffen in der Klinik nicht mehr das Krankheitsbild.

Eine strenge Scheidung in Fälle mit einfachem Bluterguß in die Bauchhöhle oder in solche mit Darmeröffnung kann man nicht immer treffen. Starke Klopfempfindlichkeit der Bauchdecken beim Fehlen jeglicher Bauchdeckenspannung hat sich gelegentlich bei Blutungen aus geschädigten Organen als brauchbares frühes Zeichen erwiesen. Sollte zufällig ein Nabelbruch vorhanden sein, dann würde er vielleicht bei Bluterguß in die Bauchhöhle blau durchschimmern. Im Zweifelsfalle steht bei größeren Blutungen deren Bild im Vordergrund: flache Atmung, blasses Gesicht, hohe Leukocytose, Kleiner- und Schnellerwerden des Pulses, Dämpfung, Reizung des Bauchfells, die sich in der zunehmenden Spannung der Bauchmuskeln äußert und schließlich Ohnmacht. Der hohen *Leukocytose* legen wir vor allem, wenn sie mit einer Linksverschiebung versehen ist, in den ersten Stunden nach dem Unfall eine große Bedeutung bei. Auch ist die Erhöhung der Körpertemperatur nach einem stumpfen Bauchtrauma in der Literatur mehrfach besonders erwähnt. Unter anderem wird über einen Fall berichtet, wo bei einer Dünndarmperforation noch elf Stunden nach dem Trauma die Erhöhung der Temperatur als einziges klinisches Symptom faßbar war.

Nach einigen Stunden kann der zunächst ernst erscheinende Zustand des Verletzten mit oder auch ohne Schockbekämpfung sich bessern und fast ganz verschwinden. Entweder liegt dann nur eine Prellung der Bauchdecken vor, oder der Krankheitsverlauf geht in den Abschnitt des *stummen* oder *freien Intervalles* über.

Natürlich kann sich auch eine Verschlechterung einstellen. Des öfteren zeigt sich jedoch die Verschlimmerung erst nach einem mehr oder weniger langen Zeitraum der scheinbaren Besserung an. Eine Erklärung dafür findet sich ohne weiteres z. B. bei stumpfen Verletzungen der Darmwand, wo es zum ventilartigen Verschluß der Berstungsstelle gekommen oder die Wand nicht sofort vollständig durchtrennt, aber doch so schwer geschädigt ist, daß allmählich eine Nekrose eintritt. Ähnlich verhält es sich bei Ein- und Abriß am Mesenterium. Da solche Einrisse nicht stark zu bluten brauchen, sind sie anfangs schwer zu erkennen. Erst wenn das in seiner Ernährung gestörte Darmstück abstirbt, was gewöhnlich zwischen dem 3. und 5. Tag der Fall ist, kommt es zu peritonitisartigen Erscheinungen. Genaue klinische Beobachtung ist also dringend angezeigt, um die sich schnell, manchmal aber auch schleichend entwickelnde Bauchfellentzündung zu erkennen. Man hat anfangs Puls, Atmung und Temperatur fortlaufend (stündlich) zu prüfen, auf Zunahme des Bauchumfanges, der Bauchdeckenspannung und der Ausbreitung der Schmerzempfindlichkeit zu achten. So wenig Anhaltspunkte die primäre Pulsveränderung ergibt, so viel kann man aus der Beobachtung des Pulses in den ersten Stunden nach dem Unfall schließen. Wird er schneller und kleiner, so kann diese Feststellung einen Hinweis auf eine Organverletzung ergeben. Als nicht weniger wichtig zur Beurteilung ist die in regelmäßigen Abständen durchzuführende Blutdruckkontrolle anzusehen.

Der Nachweis hyperästhetischer Zonen auf der Bauchhaut wird durchweg noch zu wenig für die Diagnose der peritonealen Reizungen herangezogen. Auch bei völliger Ruhe fortbestehender Schmerz ist ein nicht zu unterschätzendes Zeichen. Die Bauchdeckenspannung, besonders im Oberbauch, kann sich allerdings auch auf reflektorischem Wege bei Brustwandverletzungen, Hämatom des Zwechfells, Hämatothorax, Pleuritis diaphragmatica und bei jeglicher Art von Pneumonie, insbesondere der zentralen, sogar bei Hirnhautentzündungen einstellen. Die Bauchdeckenspannung bei Brust- und Rückenverletzungen wird durch Reizung der Zwischenrippennerven verursacht. Es kommen hauptsächlich Rippen- und Wirbelbrüche in Frage. Die letzteren machen beiderseitige, die einseitigen Brustwandverletzungen nur halbseitige Schmerzen. Bei den einseitigen Verletzungen ist die scharfe Begrenzung in der Mittellinie differentialdiagnostisch wertvoll. Im übrigen ist die Spannung nicht so stark und langanhaltend wie bei der Bauchfellentzündung, beim beiderseitigen Sitz nicht so weitläufig, sondern bleibt auf die beteiligten Segmente, die meist auch Hauthyperästhesie zeigen, beschränkt. Andere peritoneale

Merkmale fehlen. Die gezeigten differentialdiagnostischen Schwierigkeiten hinsichtlich dessen, ob eine *Brust-* oder *Bauchverletzung* oder gar *beides* vorliegt, sollten den Arzt bei jeder stumpfen Brustverletzung grundsätzlich veranlassen, auch den Bauch genau zu untersuchen, noch ehe dringliche Erscheinungen von seiten der Bauchhöhle deutlich sichtbar werden. Ist doch dadurch, daß die Baucheingeweide größtenteils nur eine muskulöse Umhüllung haben, die nicht die widerstandsfähige, schützende Hilfe von knöchernen Verstärkungen, wie sie der Brustraum aufweist, besitzt, die Gefahr der inneren Verletzung größer als bei ihm.

Schmerzempfindung im Bereich des Nabels und des Douglasschen Raumes sprechen sehr für eine innere Verletzung, ebenfalls das Fehlen der Bauchdeckenreflexe. Widerstand gegen jeden Lagewechsel, gekrümmter Rücken, angezogene Beine, costale Atmung als Zeichen des Schmerzes und der reflektorischen Zwerchfellruhigstellung deuten, wenn nicht oben genannte Brustschäden vorliegen, auf fortschreitende Bauchfellentzündung hin. Ausgesprochene Zeichen der Bauchfellentzündung sind das Fehlen der Leberdämpfung und der Peristaltik, sowie die trockene Zunge, die Facies abdominalis, Aufstoßen und Erbrechen. Treten diese schon bald nach dem Unfall ein, so muß man unbedingt auf eine intraperitoneale Organverletzung schließen. Die Leberdämpfung fehlt beim Meteorismus, wenn sich lufthaltige, geblähte Darmschlingen — am häufigsten das Quercolon — zwischen Leber und vordere Bauchwand gestellt haben. Es soll nicht unerwähnt bleiben, daß der Wert der schonenden Perkussion bei Baucherkrankungen vielfach unterschätzt wird.

Der diagnostischen Bauchpunktion, mit stumpfer Nadel ausgeführt, und der Laparoskopie kommen keine praktische Bedeutung zu; ihnen ist unbedingt die Probelaparotomie vorzuziehen.

An dieser Stelle sei auch die *retroperitoneale Massenblutung* an der Gekrösewurzel und am Nierenlager erwähnt, die durch ihre Größe schwere Allgemeinerscheinungen hervorruft. Im Vordergrund stehen die Erscheinungen des Darmverschlusses trotz fehlender Verletzung im Bauchinnern. Diese Darmlähmung ist Folge einer Reizung des N. splanchnicus und weicht gelegentlich auf Periduralanaesthesie rasch. Bei der retroperitonealen Blutung steigen die Leukocytenwerte im Gegensatz zur intraperitonealen nicht wesentlich an.

Das *Röntgenverfahren* wird zur Klärung unklarer akuter Bauchfälle auch heute noch zu wenig und vor allem nur selten planmäßig und erschöpfend ausgenutzt. Eine Röntgenuntersuchung ist bei zahlreichen Schwerkranken, wenn auch schwierig, so doch möglich. Bei anderen, für die das Aufstellen oder auch Aufsetzen vor dem Röntgenschirm eine Unmöglichkeit oder zumindest eine arge Quälerei bedeutet, ist selbstverständlich Abstand davon zu nehmen. Es ist mit der Untersuchung der Brustorgane zu beginnen, um eine Pneumonie, Pleuritis, Herzerkrankung, Rippenbruch oder Zwerchfellzerreißung von vornherein auszuschließen. Das ist differentialdiagnostisch insofern wichtig, als, wie oben bereits erwähnt, Erkrankungen der Brustorgane Bauchbeschwerden hervorrufen können. Baucherscheinungen mit gleichzeitig vorhandenem Rippenbruch verlangen wegen der dadurch erkennbaren Größe der Gewalteinwirkung besonders sorgfältige Beobachtung, da sie sehr für die Verletzung von Milz und Leber sprechen. Wenn es der Zustand des Verletzten erlaubt, soll man auch einige Schluck Kontrastmittel geben, was zur schnelleren Klärung von Zwerchfell-, Magen- und Dünndarmverletzungen beitragen kann. Die Gefahr einer Schädigung hierdurch steht wohl meist in keinem Verhältnis zu dem diagnostischen Gewinn.

Die Gassichel unter der rechten Zwerchfellkuppe (Pneumoperitoneum) ergibt den eindeutigen Beweis einer Magen-Darmzerreißung. Bemerkenswert ist, daß ein stärkeres Ausströmen von Gas in den ersten Stunden nur bei Magenrupturen beobachtet wird, während Löcher im Darm, ja selbst quere Abreißung, durchweg nur zum geringen oder gar keinem Gasaustritt führen. Ein Bluterguß unter dem Zwerchfell läßt sich ohne weiteres nicht nachweisen, mittelbar aber dadurch, daß man den Verletzten in mäßige Beckenhochlagerung (10 bis 20°) bringt und nun auf das Verhalten des subphrenischen Raumes achtet. Insbesondere ist eine Verlagerung der Magenblase diagnostisch wichtig, weil sie für Milzzerreißung spricht. Entsprechend dem angesammelten Hämatom ist der Magenfundus nach unten verdrängt und ein breiter, verschatteter Zwischenraum zwischen Zwerchfell und Magenfundus erkennbar. Handelt es sich jedoch um Blutansammlungen unter der rechten Zwerchfellkuppe, welche hauptsächlich bei Leberverletzungen aufzutreten pflegen, so ist die röntgenologische Erfassung schwieriger. Gelegentlich gelingt es, bei Anwendung entsprechend weicher Strahlen, den Leberschatten von dem des umgebenden Blutergusses zu sondern.

Blutergüsse im retroperitonealen Raum können auf der Übersichtsaufnahme eine verwaschene Psoaszeichnung, im Pyelogramm eine Verdrängung von Niere und Harnleiter aufweisen.

Allgemeine Behandlungsregeln

Als allgemeiner Grundsatz der Behandlung unklarer, stumpfer Verletzungen der Bauchorgane gelte neben der schon vom erstbehandelnden, meist praktischen Arzt einzuleitenden Schocktherapie, das sofortige diagnostische Bemühen, meist in einem Krankenhaus, mit der raschen Klärung der Frage, ob eine *Probelaparotomie* angezeigt ist oder nicht.

Über die Schockbekämpfung, die ein bis zwei Stunden lang zu keinem sichtbaren Ergebnis geführt hat, darf die Operation nicht vergessen oder aufgeschoben werden.

Die Eröffnung der Bauchhöhle an sich ist kein belastender Eingriff, der, überflüssigerweise durchgeführt, in den seltensten Fällen Komplikationen nach sich zieht, in fast allen Fällen tatsächlicher innerer Verletzungen ist sie jedoch die einzig mögliche und lebensrettende Operation mit dem ganz allgemeinen Ziel, Löcher in Hohlorganen und Lücken im Zwerchfell und den Aufhängebändern zu schließen, Parenchymrisse zu nähen, Blutungen zu stillen und entbehrliche Organe wie Milz und Niere, wenn erforderlich, zu entfernen. Wie wichtig das frühe Einsetzen chirurgischer Behandlungsmaßnahmen prognostisch zu werten ist, zeigt eine eindrucksvolle Statistik, aus der sich die Heilungsaussichten wie folgt ergeben (nach O. KELLER):

Eingriffe, die bis zu 2 Std. nach dem Trauma erfolgen: 90% Heilung.

Eingriffe, die 2 bis 4 Std. nach dem Trauma erfolgen: 67% Heilung.

Eingriffe, die 4 bis 12 Std. nach dem Trauma erfolgen: 25% Heilung.

Eingriffe, die nach 12 Std. nach dem Trauma erfolgen: 0% Heilung.

Mit diesen Zeitspannen können wir uns in etwa einverstanden erklären bis auf die letzte, die zu ungünstig beurteilt ist; denn andere Chirurgen und auch wir haben Männer und Kinder mit stumpfer Bauchverletzung nach der 12-Stundengrenze und noch später durchgebracht.

In der postoperativen Phase ist die reichliche Zufuhr essentieller Aminosäuren und leicht aufschließbarer Kohlenhydrate zu empfehlen (HOLDER).

Bevor zu den stumpfen Verletzungen der einzelnen anatomischen Gebilde Stellung genommen wird, sei erwähnt, daß die Ausdrücke „häufig, viel, zahlreich, meist, oft" usw. durchweg nur als *relative Werte* in Anbetracht des seltenen Vorkommens mancher Organverletzungen, wie beispielsweise von Bauchspeicheldrüse, Nebenniere und Harnleiter aufzufassen sind. Die Leber wird bei den meisten Autoren, die über stumpfe Bauchverletzungen berichten, an erster Stelle genannt. U. E. stimmt das nur dann, wenn man die operativ unversorgt gebliebenen mit in diese Zahl einbezieht. Außerdem sind die Hundertzahlen nicht als Standardwerte anzusehen, da im Schrifttum häufig die „mittlere" Fehlerquelle bei Aufstellung der Zahlenübersichten unberücksichtigt blieb. Den Begriff der stumpfen Bauchverletzungen möchten wir so erweitert wissen, daß nicht nur die „geschlossenen" oder „sub"-cutanen Verletzungen, wie die stumpfen Bauchverletzungen auch bezeichnet werden, darunter fallen, sondern auch die Bauchhaut selbst. Die stumpfe Kraft, die im Gegensatz zur spitzen oder scharfen (percutanen) unmittelbar oder mittelbar zur Einwirkung kommt, ist das Wesentliche dabei. Ob sie nur die Bauchhaut oder noch zusätzlich die ganze Bauchdecke oder gar — was praktisch das Wichtigste ist — die inneren Organe schädigt, spielt in diesem Zusammenhang u. E. keine Rolle.

II. Spezieller Teil

Wenn den Chirurgen auch durchweg die allgemeinen Krankheitserscheinungen, wie Pulsbeschleunigung, Erbrechen und Bauchdeckenspannung in seinem Handeln bestimmen müssen, so geben doch die Verletzungen der einzelnen Organe dem Krankheitsbild oftmals so hervorstechende Merkmale ab, daß sie, zumal sie die Vorbereitungen, den Zeitpunkt, die Schnittführung, Betäubungsart usw. für die einzuschlagende Operation zeigen können, ausführlich dargestellt zu werden verdienen; denn je sicherer der behandelnde Arzt in der Erkennung der *Organdiagnose* ist, um so leistungsfähiger ist er zweifellos auch in der Behandlung.

Die einzelnen Verletzungsarten und Möglichkeiten aus didaktischen Gründen gesondert anzuführen und auf ihre diagnostischen und therapeutischen Konsequenzen hin zu untersuchen, — wenngleich in der Praxis nicht übersehen werden darf, daß nur höchstens in der Hälfte aller Fälle eine Einzelverletzung, wohl ebenso häufig jedoch eine kombinierte Verletzung vorliegt — soll daher die Aufgabe dieses 2. Abschnittes sein, wobei jedem Kapitel der „klassische Fall" aus dem eigenen Krankengut skizzenhaft vorangestellt wird.

Stumpfe Verletzungen der äußeren Bauchraumbegrenzung

1. Stumpfe Verletzungen der Bauchwand

Fall 1: 25jähriger Mann, stoppt plötzlich mit dem Motorrad, wird auf die Lenkstange geschleudert, Einweisung ohne äußere Verletzung mit „wahnsinnigen" Bauchschmerzen links im Ober- und Mittelbauch, sowie im linken Nierenlager.

Befund: Äußerlich o. B., brettharte Abwehrspannung linker Bauch, stärkster Berührungsschmerz der Oberhaut im gesamten linken Abdomen und der Flanke. Leukocyten 14.800, kein Fieber. Urin o. B. Keine Schockzeichen, keine Blässe.

Differentialdiagnose: Intraabdominale Verletzung bzw. Nierenverletzung links durch stumpfes Trauma.

Ergriffene Maßnahme: Intravenöses Pyelogramm, normale Nierenfunktion. Probelaparotomie 1¾ Stunden nach dem Unfall.

Diagnose: Stanzlochförmige Perforation der Fascie und Muskulatur des M. obl. internus im Unterbauch links ohne Verletzung der Oberhaut oder des Bauchfelles, Vorwölbung des Bauchfelles in die Muskellücke (echte traumatische Hernie). Bei Revision des Bauchraumes keine weiteren Verletzungen.

Die Verletzungen der Bauchdecken gewinnen nur ausnahmsweise eine selbständige Bedeutung. Bei ihnen kann es sich zunächst einmal um eine solche der Haut oder der Haut und des Unterhautzellgewebes handeln. Die äußeren oberflächlichen Verletzungen, die in Hautabschürfungen,

gröberen Gewebsdefekten, Bluterguß in das lockere subcutane Binde- und
Fettgewebe bestehen, geben dem Untersucher einen Fingerzeig auf die
Stelle der Einwirkung. Ist die Verletzung durch scharfrandige Gegen-
stände hervorgerufen, so zeigt sich, wenn auch nur ausnahmsweise, deren
Form ab (Hufabdruck). Bei breiter angreifenden Gewalten, so beim Über-
fahrenwerden, liegen die Hautabschürfungen an den vorspringenden
Darmbeinstacheln und- kämmen und auf dem Rücken. Der untersuchende
Arzt wird natürlich auf eine Mitschädigung der daruntergelegenen Bauch-
organe besonders achten. Doch besteht die Möglichkeit, daß die Kraft des
Stoßes sich in den Bauchmuskeln erschöpft hat. Das geschädigte Gebiet
ist örtlich schmerzempfindlich, ausstrahlende Schmerzen finden sich bei
Bauchwandverletzungen im Gegensatz zu Binnenverletzungen gewöhnlich nicht.

Die einfache Bauchwandprellung, bei der die Blutung durch Gefäß-
zerreißung eine wesentliche Rolle spielt, bildet sich bei Bettruhe, Um-
schlägen, Wärme usw. innerhalb weniger Tage zurück; denn die in der
Subcutis gelegene Hämatomen (décollement traumatique) sind meist
harmlos. Sie können allerdings große Ausmaße annehmen und kopfwärts
bis zum Rippenbogen und seitlich bis in die Flanken reichen. Vermutet
man einen größeren Bluterguß, so läßt sich durch Probepunktion die
Diagnose schnell klären, der anschließenden Eröffnung und Ausräumung
hat die Drainage zu folgen, da erfahrungsgemäß sonst ein sezernierender
Hohlraum für längere Zeit zurückbleibt.

Bei der plötzlichen Krafteinwirkung auf die vorderen Bauchdecken
und dem fast gleichzeitig eintretenden reflektorischen Zusammenziehen
erfolgt mit Vorliebe ein Einriß des geraden Bauchmuskels, während der
schräge, äußere und innere selten einzureißen pflegen. Bei einer im Augenblick der Gewalteinwirkung rückwärts gebeugten Körperhaltung kommt
es zu schweren Muskelzerreißungen, Blutergüssen und Spaltung der Apo-
neurose.

Es mag hier kurz auf das seltene Krankheitsbild der *spontanen* Bauchdeckenhämatome hingewiesen werden. Für ihre Entstehung gibt es keine einheitliche
Ursache. Es ist durchweg eine Erkrankung, die entweder auf Grund einer mecha-
nischen Schädigung der Bauchdecken (Hustenstoß, Adipositas) oder infolge pri-
märer degenerativ entzündlicher Schädigung an Gefäßen und Muskeln (Typhus,
Miliartuberkulose, Tetanus, Trichinose, Verbrennungen) entstanden ist. Im späteren
Lebensalter stellt sie ein typisches Krankheitsbild dar, welches oft zu schweren
diagnostischen Irrtümern (intraabdomineller Tumor) Anlaß gibt.

Bezeichnend für die Krankheit ist, daß die Umrisse des Hämatcms klar sind,
nicht über die Mittellinie und den äußeren Rectusrand hinausreichen, also anatomisch dem geraden Bauchmuskel entsprechen. Differentialdiagnostisch spielen
eingeklemmte Brüche und stumpfe Bauchverletzungen eine Rolle, letztere deshalb,
weil von den Versicherten zu gern ein Unfall als Ursache angegeben wird.

Reißen durch die Gewalteinwirkung alle Schichten ein, dann liegt ein
sogenanntes *perforierendes Trauma* mit oder ohne Darmvorfall vor. Beim
subcutanen oder Gewaltbruch sind Bauchfell und Muskeln gesprengt, und
Teile des Bauchinhaltes sind bis unter die Haut vorgefallen. Dabei ist das
Bauchdeckengewebe im Operationsgebiet natürlich auf das Schwerste
geschädigt.

Sind die Muskeln erhalten geblieben und lediglich das Bauchfell eingerissen, dann kann sich ein *submuskulärer Prolaps* bilden. Bei der echten traumatischen Bauchhernie, die äußerst selten beobachtet wird, ist das Bauchfell erhalten geblieben, die Muskeln aber sind zerrissen. Die Hernie pflegt nicht so groß wie ein subcutaner Darmvorfall zu sein. In allen Fällen, wo Darmteile bis unter die Haut vorgedrungen sind, ist bei zarter Perkussion Tympanie feststellbar.

Daß schwere Bauchdeckenverletzungen, wie sie eben erwähnt wurden, auch ohne Mitbeteiligung der Bauchorgane erhebliche klinische Erscheinungen wie Schock, Kollaps, Erbrechen und Bauchdeckenspannung hervorrufen können, bedarf keiner Frage. Sie erfordern die operative Freilegung, Entfernung der zerfetzten Gewebsmassen, sowie die Probelaparotomie, um eine nicht sicher auszuschließende Mitbeteiligung des Bauchinnern zu klären.

Eine durch *Operationsnarben* bereits geschädigte Bauchwand kann schon bei verhältnismäßig leichten Verletzungen eine schwere Zerreißung erfahren. Handelt es sich um einen Narben- oder angeborenen Bruch, den eine stumpfe äußere Gewalteinwirkung im Zustand der prallen Füllung trifft, so stellen schwere Zertrümmerung der Bauchdecken und des Bruchsackinhaltes die Regel dar.

Als mechanische Ursachen, die für reine Bauchwandverletzungen am häufigsten in Frage kommen, sind Traumen durch Autosteuer, Lenkräder und Wagendeichseln beschrieben worden. Eine größere Statistik (DESJACQUES und CHEVALIER) sagt aus, daß durch äußere Gewalteinwirkung in vier Fünftel der Fälle die querlaufenden Muskeln, in einem Fünftel der Fälle die Mm. recti rupturieren (im Gegensatz zur häufigeren Zerreißung der Mm. recti bei reiner Anspannung).

Da ein Ausschluß noch weiter gehender Verletzungen bei Bauchwandbeteiligung in der Regel unmöglich ist, ist die *Laparotomie*, möglichst rasch durchgeführt, mit Verschluß der Muskel- und Fascienlücken und die allgemeine Bauchrevision die Therapie der Wahl.

2. Stumpfe Verletzungen des Zwerchfelles

Fall 2: 28jähriger Mann wird, auf dem Moped sitzend, vom Auto angefahren und zu Boden geworfen. Einlieferung in schwerstem Schockzustand.

Sofort einsetzende, über 2 Stunden fortgeführte Schockbehandlung. In der Folgezeit Diagnostik. Röntgenaufnahme des Thorax zeigt einen Bruch der 6. und 7. Rippe links seitlich. Nach 3 Stunden ist der Patient in soweit gebessertem Zustand, daß eine Röntgenuntersuchung mit Kontrastbrei im Stehen erfolgen kann, da der dringende Verdacht auf Zwerchfellruptur und Eingeweidebruch in die Brusthöhle besteht. Der Verdacht bestätigt sich, der Magen ist in toto in der Bruchpforte eingeklemmt.

Operation in Intubationsnarkose: Nach Resektion des unteren Rippenbogens links sieht man, daß der Magen und die Milz sowie ein Teil des Dickdarmes in die Brusthöhle verlagert sind. Das Zurückziehen gelingt nicht. Erst nach Resektion der 7. Rippe seitlich und Eröffnung des Brustraumes ist es möglich, die vorgefallenen Teile zu reponieren und das etwa handtellergroße Loch im Zwerchfell mit Supramidfäden exakt zu verschließen. Der Thorax wird am tiefsten Punkt drainiert und die Thoraxwunde ebenfalls verschlossen. Revision der Bauchhöhle, bei der eine Milzverletzung nicht sichtbar ist. Schichtweiser Bauchdeckenschluß.

Anschließend Bluttransfusionen, Infusionen, Herz- und Kreislaufbehandlung. Befriedigender Allgemeinzustand und normaler Heilverlauf in den ersten drei Tagen. Am vierten Krankheitstag überraschend Eintreten akuter Blässe unter den Zeichen einer Massenblutung in die Bauchhöhle, wahrscheinlich aus einer zweizeitig rupturierenden Milz. Trotz sofortiger Behandlungsmaßnahmen war der Exitus letalis nicht aufzuhalten. Obduktionserlaubnis wurde verweigert.

Stumpfe Gewalteinwirkung an Brust und Bauch mit Erhöhung des intrathorakalen und abdominalen Druckes führen, insbesondere bei *Jugendlichen*, zu subcutanen Zerreißungen des Zwerchfelles. Der Riß entsteht mit Vorliebe in der Gegend des Centrum tendineum. Gelegentlich wird auch mittelbar durch Anspießung eines zerbrochenen Rippenstückes die Zerreißung hervorgerufen. Längsrisse haben die Neigung, von selbst auszuheilen, während bei Querrissen, insbesondere auf der linken Seite, keine Neigung zur Spontanheilung besteht. Fast immer handelt es sich um *linksseitige* Risse (92%), während rechts infolge der schützenden Leberlage kaum eine Verletzung auftritt. Typisch für stumpfe Verletzungen, die zu den mittelbaren Zerreißungen des Zwerchfelles führen, ist, daß es häufig sofort zur Entstehung eines Eingeweidevorfalles kommt (s. *Fall 2*). Das hat seinen Grund darin, daß die Eingeweide durch Zusammendrücken des Bauches oder durch das reflektorische Zusammenziehen der Bauchmuskeln gegen das spannungslose, in Exspirationsstellung stehende Zwerchfell gepreßt werden und an der schwächsten Stelle in den Brustraum durchbrechen, wo geringere Spannungsverhältnisse bestehen. So ist es zu erklären, daß zahlreiche Verletzte bereits nach Eintritt von Eingeweiden in die Brusthöhle im Schock sterben, ehe überhaupt die richtige Diagnose gestellt worden ist. In anderen Fällen entsteht der Eingeweidevorfall bei dem negativen Thoraxdruck ganz allmählich, er ist bezeichnend für Stich- und Schußverletzungen des Zwerchfelles. Diese sind nämlich meistens mit einem Pneumothorax verbunden, der sofort zu einem Druckausgleich führt und dem Körper Zeit und Möglichkeit gewährt, das Loch im Zwerchfell teilweise oder vollständig durch Netz zu verstopfen. Im allgemeinen zeigen sich keine kennzeichnenden Erscheinungen. Ein ausgesprochenes Druckgefühl im Oberbauch besteht meist. Es treten heftige Schmerzanfälle auf, insbesondere dann, wenn es zum Volvulus oder sogar zur Einklemmung gekommen ist. Im Bereich des Thorax läßt sich möglicherweise Dämpfung und Tympanie perkutieren. Bei größerem Vorfall ist der Verletzte infolge des Lungenkollapses und der Mediastinalverdrängung cyanotisch. Die Diagnose klärt am besten das Röntgenbild mit Kontrastfüllung. Dieses Verfahren ist nach dem Schwinden des Schockzustandes fast immer durchführbar. Der Inhalt des Vorfalles kann sich auf der linken Seite aus Magen, Netz, Dickdarm und Dünndarm, sowie Milz und rechts aus der Leber zusammensetzen.

Wenn die Gewalt nicht den Oberbauch getroffen hat, denkt der Unerfahrene wohl kaum an eine Zwerchfellruptur, insbesondere dann nicht, wenn gleichzeitig eine Wirbelsäulen- oder Beckenfraktur vorliegt. Über diese Kombination wurde verschiedentlich im Schrifttum berichtet.

Als *Behandlung* ist der bald erfolgende operative Verschluß des Zwerchfelles angezeigt, weil es mit der Zeit zu den verschiedensten Verwicklungen, wie hochgradigen Verwachsungen, Vergrößerung des Vorfalles, Magengeschwür mit erheblichen Blutungen und entsprechender Blutungsanaemie, Herz-, Lungenschädigungen und Einklemmungen kommen kann. Alsbald nach dem Unfall ist der abdominelle Eingriff, weil einfacher, zu bevorzugen. Er genügt meist, da flächenhafte Verwachsungen, die den thorakalen bzw. den kombinierten Eingriff verlangen, noch nicht aufgetreten sind. Zur besseren Übersicht kommt einem der selbsttätige Haken sehr zu statten. Dadurch erübrigt sich meist das Aufklappen des Rippenbogens. Zur Deckung des Defektes benötigt man im Ausnahmefall gelegentlich den Magen oder die Milz. Vor Anlegung der letzten Zwerchfellnaht wird der Pneumothorax mit einem Katheter, der mit einem Saugapparat in Verbindung steht, abgesaugt. Dasselbe erreicht man auch mit Hilfe des Überdruckverfahrens.

Manche Chirurgen, besonders solche, die über größere Erfahrungen auf dem Gebiet der Thoraxchirurgie verfügen, bevorzugen auch bei frischen Verletzungen den thorakalen Weg wegen der besseren Übersicht und der leichteren Verschlußmöglichkeit des Zwerchfelles. Sie nehmen dabei den im postoperativen Stadium gelegentlich auftretenden Seropneumothorax in Kauf. Die Thorakotomie wird durch die vorausgehende Phrenicotomie, Blockade des N. phrenicus oder durch Curare erleichtert.

Im Schrifttum immer wieder bestätigt wird die Tatsache, daß die sofortige Diagnosestellung besonders im Kindesalter, wo die Beschwerden im allgemeinen geringer sind als beim Erwachsenen, sehr selten erfolgt, daß vielmehr Spätdiagnosen noch Monate bis zu 7 Jahren nach einem Trauma gestellt und dann operativ bestätigt wurden. Übergangssymptome, die an ein solches posttraumatisches Krankheitsbild denken lassen, sind periodisch auftretende epigastrische Schmerzen und Dyspnoe, die durch Erbrechen erleichtert werden. Die Aufnahme der Kranken mit Zwerchfellbruch geschieht aber gewöhnlich erst im Stadium der Incarceration von Darmschlingen mit akuten Ileuserscheinungen. In solchen Fällen bringt allein die Phrenicusdurchtrennung die Einklemmung häufig schon zum Verschwinden. Als häufigste, auch röntgenologisch anscheinend untermauerte Fehldiagnose wird der Pyopneumothorax mit Durchwanderungsperitonitis genannt.

Es soll nicht unerwähnt bleiben, daß die große Mehrzahl der Zwerchfellhernien (95%) nicht traumatischer Ursache ist, sondern angeboren, bzw. allmählich erworben. Da der Kausalitätsdrang jedes Menschen nach erklärbaren Ursachen für bestehende Folgen sucht, werden unbedeutende oder auch schwere, jedoch faktisch ungeeignete Unfälle hier wie auf anderen Gebieten als auslösende Causa genannt. Dieser Gesichtspunkt spielt vor allem bei gutachtlicher Tätigkeit eine Rolle.

Stumpfe Verletzungen der parenchymatösen Bauchorgane

1. Stumpfe Verletzungen der Leber, Gallenblase und der Gallengänge

Fall 3: 8$^1/_2$ jähriger Junge, erleidet durch Frontalzusammenprall mit einem Auto stumpfes Bauchtrauma neben Unterschenkelbrüchen beiderseits. Sofortige Einweisung ins Krankenhaus.

Befund: Schwerster Schockzustand. Schonung der rechten Seite beim Atmen, Bauchdeckenspannung und erheblicher Druckschmerz im rechten Oberbauch.

Therapie: Intensive Schockbehandlung, die nach zwei Stunden Erfolg hat. In der Zwischenzeit Versorgung der Frakturen (Lagerung auf Gipsschienen).

Erst nach 24 Stunden Laparotomie. Befund: In der Bauchhöhle $1\frac{1}{2}$ Liter ungeronnenes Blut, das im Schwall abfließt. Nach Absaugen läßt sich an der Zwerchfellseite des rechten Leberrandes ein 2 cm langer Riß darstellen, der durch die Kapsel und das Lebergewebe geht. Nur noch geringe Blutung. Nach Einlage von zwei Gelitatampons in das Wundbett, Fixierung derselben mit durchgreifenden Matratzennähten. Auflegen von zwei weiteren Gelilatampons. Revision der übrigen Bauchhöhle o. B. Drainage und Bauchdeckenschluß. Drainentfernung am folgenden Tage. Primäre Heilung, Gesundung.

Bei allen stumpfen Bauchverletzungen werden in erster Linie die parenchymatösen Organe betroffen. Während die des Magen- und Darmtractus trotz ihres großen Flächenumfanges nur etwa 17% ausmachen, betragen die der *Leber* nahezu 35%. Das hat seinen Grund darin, daß dieses Organ das größte und schwerste aller parenchymatösen in der Bauchhöhle ist, dazu ist es fest aufgehängt und enthält kaum elastisches Gewebe. Es ist derartig fest unter dem Zwerchfell gelagert, daß es bei Druckeinwirkung wenig ausweichen kann. Bekannt ist, daß die Leber bei Kindern wegen ihrer überdurchschnittlichen Größe und Weichheit schon nach leichten äußeren Einwirkungen zerreißen kann. Fast ein Viertel aller Leberzerreißungen soll laut Schriftumsangaben Kinder unter 10 Jahren betreffen, was PFAHLER und wir jedoch nicht bestätigen können. Bei der Hälfte aller Leberschädigungen sind gleichzeitig noch Nebenverletzungen vorhanden (s. *Fall 3*).

Die subkapsulären Hämatome in Leberrissen bei *Neugeborenen* sind Folgen *krankhafter* Veränderungen auf Grund einer Störung des örtlichen und allgemeinen Blutkreislaufes. In der Leber der Frucht sind diese Veränderungen besonders ausgeprägt, wenn sie auch die gesamte Frucht mit samt ihren Hüllen betreffen. Die Leberruptur entsteht fast immer infolge einer Hämatombildung als Ergebnis nekrotischer und nekrobiotischer Veränderungen. Mechanische Faktoren, wie operative Eingriffe zur Beendigung der Geburt und die normale Mechanik der Geburt haben für die Pathogenese der Hämatome und Rupturen der Leber im Sinne einer subcutanen Verletzung nur ausnahmsweise Bedeutung.

Die Verletzung kann unmittelbar oder durch Gegenstoß zustande kommen. Durch den Druck gegen Wirbelsäule und Rippen wird die Leber eher gequetscht, als daß sie einreißt. Die Risse verlaufen mit Vorliebe neben den Aufhängebändern auf der Oberfläche, und zwar am Lig. falciforme sagittal, am Lig. coronarium quer. Gelegentlich finden sie sich auf der Unterfläche. Schließlich werden sie auch auf der konvexen Oberfläche des rechten Leberlappens angetroffen. Die Größe der Verletzung hängt von verschiedenen Umständen, wie Stärke und Richtung der äußeren Krafteinwirkung und Blutfülle des Organes (Zeit der Verdauung) ab.

Wir können drei Arten von Leberrupturen unterscheiden:

1. Ruptur der Leber und der Kapsel;
2. subkapsuläre Ruptur (des subkapsulären Lebergewebes unter der Glissonschen Kapsel);
3. zentrale Ruptur.

Die subkapsulären Blutungen verursachen bei kleinen Leberrissen nur geringe *klinische Erscheinungen*. Ob sie durch Selbsttamponade zum Stillstand bzw. zur Ausheilung kommen oder schon bald oder später die Kapsel zerreißen (zweizeitige Ruptur!), richtet sich nach der Größe der Parenchymschädigung, sowie der Stelle derselben. Je zentraler die Verletzungsstelle liegt, um so geringer ist die Gefahr des Druchbruches nach außen. Bei Kapselzerreißungen sind die klinischen Erscheinungen natürlich bedeutsamer, weil das Bauchfell beteiligt ist. Manchmal sind Bradykardie, Subikterus und Gallefarbstoff im Harn Zeichen, die auf Leberverletzung hinweisen.

Die Pulsverlangsamung als Ausdruck der Vagusreizung mag im weiteren Krankheitsverlauf durch die Blutungstachykardie überdeckt sein. Menschen mit größerer Leberverletzung klagen fast immer über heftige, im Rücken gelegene Schmerzen. Geradezu bezeichnend für die Leberzerreißung gilt im Schrifttum der rechtsseitige *Schulterblattschmerz* mit Atembeklemmung. Leider pflegt dieses Phrenicusfernzeichen nicht immer vorhanden zu sein. Wir sehen es auf Grund unserer Erfahrungen nicht als beweisendes Merkmal an, da es bei geplatzter Eileiterschwangerschaft gelegentlich auch aufzutreten pflegt. Tiefes Durchatmen ist bei Leberverletzungen unmöglich. Die Verletzten sind stets gehunfähig, was bei Milz-, Magen- und Darmverletzung nicht unbedingt sein muß. Kompression des Thorax oder nur einseitiger Druck rechts lösen heftige Schmerzen aus. Es muß aber darauf hingewiesen werden, daß häufig das Krankheitsbild unklar ist, selbst wenn größere Parenchymschäden vorhanden sind. So braucht trotz starker Schmerzen die Bauchdeckenspannung keineswegs deutlich zu sein. Die größten Schwierigkeiten in der Diagnostik finden sich bei der zentralen Zerreißung, selbst noch bei eröffneter Bauchhöhle. Wie bei der cerebralen Apoplexie ist die Blutung vom gesunden Gewebe umgeben; man spricht deshalb von einer Apoplexie der Leber. Auch die Hämoglobin- und Erythrocytenwerte lassen des öfteren im Stich, es ist ja bekannt, daß bei frischem Blutverlust dieselben in den ersten Stunden bzw. Tagen nach dem Unfall regelrechte Werte aufweisen können. Bei großen Blutungen in die freie Bauchhöhle treffen die erwähnten Feststellungen jedoch nicht zu. Bei ihnen nehmen die Hämoglobin- und Erythrocytenwerte bald ab. Nach Kapsel- und Parenchym-Zerreißungen ist fast stets eine Leukocytose zu beobachten. Auch finden sich dann Reizerscheinungen des Bauchfells, da es schnell zur Ausbildung einer galligen Peritonitis kommt.

Die *Vorhersage* ist sehr ernst. Die Angaben über die Sterblichkeit schwanken in der Literatur zwischen 28 und 80%. Bei chirurgischer Versorgung liegt sie im allgemeinen nach Schwere der Verletzung zwischen 30 und 60%, ohne Versorgung bei 90 bis 100%. Nur ein Drittel der operierten Leberverletzten wird endgültig geheilt.

Als weitere *Verwicklungen* finden sich allgemeine Bauchfellentzündung, Embolie durch kleine Leberstückchen (Leberzellinfarkte in die Lunge), Thrombose der Pfortader und Leberabscess. Auffallend ist, daß die Sterblichkeit bei Stich- und Schußverletzungen geringer ist. Man muß danach annehmen, daß die Leistungseinschränkung des ganzen Organs, insbesondere die des Zuckerstoffwechsels, bei der Ruptur doch größer ist. Bei der geschlossenen Leberverletzung tritt der Tod nicht durch Verblutung, sondern durch Autolyse des zerstörten Lebergewebes und durch Resorption von Giftstoffen ein. Nach schweren Leberverletzungen wurden gelegentlich sogar typische Leberatrophie und Veränderung am Augenhintergrund nach Art der Retinitis kachekticorum beobachtet. Die genannten Sehstörungen werden durch Ischämie der Netzhaut hervorgerufen und können, falls sie von Degeneration gefolgt sind, ausnahmsweise zu dauernder Erblindung führen.

Als *Behandlung* steht die Blutstillung an erster Stelle. Die Ansicht, daß der beim Gesunden nicht hohe Bauchinnendruck durch die Zunahme der Bauchdeckenspannung und die Menge des ausgetretenen Blutes eine solche Stärke erfahre, daß sie die blutende Stelle zum Versiegen bringt, ist irrig und sollte die operative Beseitigung der Blutung nicht hinauszögern. Diese Feststellung berührt nicht nur die Blutung aus der Leber, sondern alle bauchinneren Blutungen. Die Blutung kann so beträchtlich sein, daß sie ein störungsfreies Arbeiten vollkommen unmöglich macht. Durch vorübergehenden Druck bis zu 10 Minuten Dauer auf das Lig. hepatoduodenale gelingt es, die Blutung aus der A. hepatica und V. portae zu verringern und durch Eintrennung der Aufhängebänder einen besseren Überblick zu erzielen. Erst danach muß die endgültige Versorgung ins Auge gefaßt werden. Sie kann dadurch versucht werden, daß man einen Netzlappen auf die Wunde steppt und anschließend große, durchgreifende Nähte legt. Einfache Naht genügt bei stärkeren Rissen nicht, deshalb wird der Nahtlegung das Einlegen eines freien Muskel-, Fascien- oder Netztransplantates zur Deckung der durch den Riß gesetzten Lücke und zum besseren Halt vorausgeschickt. Als Nahtmaterial kommt nur Catgut in Frage. Es sei darauf aufmerksam gemacht, daß die Lebernaht bei Jugendlichen infolge ihrer Weichheit noch schwieriger als beim Erwachsenen ist. Wir machen mit Vorliebe bei der Blutstillung von der Auflage, Einlage bzw. dem Aufknüpfen von Gelitatampons Gebrauch, die sich bei parenchymatösen Blutungen aller Art bestens bewährt haben.

Zerrissene Leberpartien sollen möglichst anatomiegerecht entfernt werden, da sie häufig der Nekrose verfallen. Die Entfernung fast der halben Leber ist dabei schon ohne Schaden vorgenommen worden, was bei der Bedeutung des Organs kaum zu verstehen ist.

Gerade auf dem Gebiet der Leberchirurgie ist dank fortschrittlicher diagnostischer Methoden in den letzten Jahren viel erreicht worden (STUCKE, REIFFERSCHEID). Alle entsprechenden modernen Verfahren, die z. B. die Entfernung des ganzen linken Leberlappens ermöglichen und von denen nur das Retropneumoperitoneum mit Stratigraphie, die Splenoportographie, Phlebographie der subphrenischen Venen und die Aortographie erwähnt seien, gelten praktisch nur für die Chirurgie der *pathologischen* Leber (V. PETTINARI), also bei hypertrophischer Tuberkulose, polycystischer Leber, Leberabsceß, Solitär- und Echinococcuscysten, Cirrhose, Leberadenom, -angiom und -carcinom, sind jedoch in der Unfallheilkunde ohne praktische Bedeutung, weil einmal die chirurgische Versorgung sofort und ohne überflüssigen diagnostischen Zeitverlust erfolgen muß, zum anderen die operative Hilfeleistung zumeist in Provinzkrankenhäusern stattfindet, nicht aber in Kliniken, die durch Übung in der Leberchirurgie über ausgedehnte Erfahrungen verfügen.

Wichtig ist die gründliche Säuberung der Bauchhöhle von Blut und Galleresten. Bluttransfusionen und frühzeitige Leberschutztherapie, vor allem unter Verwendung von Traubenzuckerinfusionen, ist angezeigt. Dabei wird von der früher üblichen Reinfusion von Blut aus der Bauchhöhle im Zeitalter der Blutbanken Abstand genommen. Im speziellen Fall einer Leberruptur verbietet sich die Reinfusion wegen der Verunreigung mit Galle von selbst. Operationswunden im Lebergebiet sind grundsätzlich zu drainieren, um einer galligen Peritonitis vorzubeugen. Als allgemeine Operationsregel gilt, bei Verdacht auf Leberverletzung mit der erforderlichen Laparotomie nur sehr kurze Zeit zu warten, da hier, mehr als bei irgendeiner anderen stumpfen Bauchverletzung, das Schicksal des Patienten entscheidend vom Zeitpunkt der operativen ärztlichen Hilfeleistung abhängt.

Zur isolierten Verletzung von *Gallenblase* und *Gallengängen* kann es nur bei Stoß in der Pfeilrichtung und bei rückwärts gebeugter Stellung des Verletzten gekommen sein. Fast immer sind sie mit Leberverletzungen verbunden. Die isolierte Ruptur der gesunden Gallenblase durch stumpfes Trauma ist bisher unseres Wissens nur dreimal in der Literatur erwähnt. Die Erscheinungen ähneln denen der galligen Peritonitis. Kleine Perforationen werden übernäht, bei größeren muß die Gallenblase exstirpiert werden, ebenfalls bei der äußerst seltenen Ausschälungsverletzung einer sonst unversehrt gebliebenen Gallenblase aus dem Leberbett. Verletzungen der Gallenblase sind häufig von Blutergüssen an der Leberpforte begleitet. Der gallige Beiton des Blutes richtet sich nach der Größe des Loches in der Gallenblase oder nach der lichten Weite der mitverletzten Gallengänge. Bei teilweisem oder vollständigem Einreißen der *Gallengänge* ergießt sich mehr oder weniger viel Galle in die freie Bauchhöhle. Da in diesem Falle — im Gegensatz zur galligen Peritonitis — die Galle steril ist (Choleperitoneum), ist der Krankheitsverlauf milde. Infolgedessen wird möglicherweise in den ersten Tagen nach dem Unfall die Krankheit gar nicht erkannt. Erst später machen sich die Zeichen der Verletzung der Gallenwege bemerkbar: der Stuhl ist entsprechend der Größe des Wandeinrisses entfärbt, bei vollständiger Durchtrennung acholisch. Der Verletzte ist ikterisch, der Urin enthält Gallepigment.

Für gewöhnlich wird die Operation erst einige Tage oder sogar Wochen nach dem Unfall durchgeführt; es findet sich dann in großen Mengen Galle in der Bauchhöhle. Darmserosa und Leberoberfläche sind mit einer dicken, von Galle durchtränkten Fibrinschicht überzogen. Die Orientierung über die Verletzungsstelle ist erschwert, die operative Versorgung nicht minder. Gelegentlich kommt es auch nach Einriß der Gallengangswand zur Ausbildung eines mit Galle gefüllten cystischen Sackes unterhalb der Leber, der als Cholaskos bezeichnet wird. Einige Male ist auch ohne Operation, nur durch wiederholte Punktionen des die Bauchhöhle ausfüllenden Galleergusses Heilung erzielt worden. Der Riß in der Gallenblase bzw. den Gallengängen ist inzwischen mit einer dicken Fibrinschicht bedeckt oder schon verheilt gewesen, so daß nur noch zur Wiederherstellung der Gesundheit die Beseitigung des galligen Ergusses nötig war. Die Punktion ist also hier nicht nur zur Klärung der Diagnose, sondern auch als Behandlungsversuch durchaus gerechtfertigt. Wenn sich jedoch immer wieder Galle im Bauchraum ansammelt, ist es klar, daß noch ein Loch in den Gallenwegen vorhanden ist, das geschlossen werden muß.

Als erstrebenswerte *Behandlung* schwebt natürlich einem jeden bei vollständiger Durchtrennung die unmittelbare Vereinigung der Gallengangsreste vor, weil eine spätere zweite Operation infolge der Verwachsungen und unübersichtlichen Verhältnisse noch schwieriger ist als diese. Die End-zu-End-Vereinigung ist jedoch bei regelrechter Weite technisch schwierig, außerdem birgt sie die Gefahr der Nahtinsuffizienz und späteren Verengerung an der Nahtstelle in sich. Gelingt diese oder die Einpflanzung des zentralen Gallengangsstumpfes im Magen oder Darm nicht, so ist die Überbrückung des Defektes durch Zipfelplastik aus dem Duodenum, Jejunumplastik oder durch Einlegen einer zeitlich begrenzten Prothese mit Hilfe eines T-Drains angezeigt. Bei glattem Verlauf soll das Drain nach etwa 4 Wochen entfernt werden. Die Einlegung einer Dauerprothese ist wegen der Gefahr der Verkrustung nebst ihren Folgen auch beim Stand der heutigen alloplastischen Kunststoffprothetik unzweckmäßig. Bei teilweisem Wanddefekt genügt unter Umständen die Tamponade, wenn die Brüchigkeit der Wand oder die Unübersichtlichkeit im Operationsgebiet keine Nahtlegung oder Drainage zulassen. Wir erreichten einmal ein zufriedenstellendes Endergebnis durch die Cholecystoduodenostomie und Abbindung der Gallengänge.

2. Stumpfe Verletzungen der Milz

Fall 4: 7jähriger Junge wird von einer kleinen Vorgartenmauer gestoßen und fällt mit dem Bauch auf die spitze Kante einer Steinecke. Der Junge ging nach Hause, legte sich wegen geringfügiger Leibschmerzen ins Bett. Erst am folgenden Tag Zuziehung eines Arztes. Sofortige Krankenhauseinweisung.

Befund: Thorakale Atmung mit Naselflügeln, Lunge o. B. Linksseitiger Schulterschmerz! Leukocyten 24.000. Leib aufgetrieben, überall druckschmerzhaft, besonders im linken Oberbauch, keine Peristaltik hörbar. Tympanie. Pulsation der Bauchaorta über den Bauchdecken bemerkbar. Röntgenuntersuchung: Lunge o.B., stark luftgefüllte Darmschlingen ohne Spiegel.

Therapie: Laparotomie, Entleerung alten, teilweise geronnenen Blutes aus der Bauchhöhle. Einstellung der Milz: Einriß am oberen Milzpol mit erheblicher Blutung. Bei der Größe der Verletzung Milzexstirpation. Bauchschluß, Primärheilung. Vollkommene Genesung und Entlassung am elften postoperativen Tag.

Die *Milz* ist trotz ihrer geschützten Lage hinter dem federnden linken Rippenbogen verhältnismäßig häufig Zerreißungen ausgesetzt. Etwa ein Drittel der stumpfen Verletzungen der Bauchorgane sind Milzrupturen. Als Ursache kommen unmittelbare Gewalteinwirkungen, wie Stoß, Tritt und Überfahrenwerden in Frage. Dabei werden gelegentlich gleichzeitig *Rippen gebrochen* oder andere Organe mitverletzt. Es ist sogar die geburtstraumatische Ruptur einer gesunden Milz beim Neugeborenen beschrieben worden. Es besteht keine eindeutige Beziehung zwischen der Schwere der Einwirkung und der Verletzung. Das hängt einmal von der Menge des Blutes und der Schnelligkeit seiner Abflußmöglichkeit im Augenblick der Verletzung ab, dann aber auch davon, ob eine kranke Milz, wie wir sie bei Typhus, Paratyphus, Cholera, Malaria, myeloischer Leukämie und Sepsis kennen, vorliegt. Bei diesen Krankheiten kann es früher oder später infolge der mehr oder weniger starken Vergrößerung zur *Spontanruptur* kommen. Diese wurde in seltenen Fällen auch als Folge eines cystischen Angioms, Aneurysmas im Milzhilus oder der A. lienalis beobachtet. Die Grenzen zwischen traumatischer und spontaner Milzruptur sind nicht immer scharf zu ziehen.

Nach Angaben einiger Verfasser gibt es spontane Rupturen im eigentlichen Sinne überhaupt nicht, da immer ein, wenn auch nur geringes Trauma als Ursache der Ruptur trotz starker Milzschwellung anzunehmen ist. In den tropischen Ländern spielt die traumatische Milzruptur eine sehr große Rolle. Hier handelt es sich aber nicht um das Platzen einer gesunden, sondern um das Bersten der gewöhnlich riesengroßen Malariamilz aus nichtigem äußeren Anlaß.

Daß die Milz nur halb so oft wie die Leber verletzt werden soll, wie einige Autoren angeben, trifft bei uns jedenfalls nicht zu, eher das Umgekehrte ist der Fall. Die Risse verlaufen meist längs der konkaven Innenseite und nur selten auf der konvexen äußeren Fläche. Liegt eine Verletzung am Milzstiel vor, so besteht die Möglichkeit einer Blutung in die Bursa omentalis. Daß es sich um eine Milzruptur handelt, geht nach Eröffnung des Bauchfelles mit einiger Wahrscheinlichkeit schon daraus hervor, daß die Hauptblutmassen aus dem linken Oberbauch kommen.

Ganz leichte Milzverletzungen mögen auf dem Wege bindegewebiger Organisation ohne Folgen ausheilen, sie können aber auch Anlaß zur myeloischen Leukämie, Milzvenenthrombose, zu Milztumoren auf der Grundlage traumatischer Pseudocysten und zur Bildung abgesackter Bluterngüsse um die Milz herum geben. Umfangreiche Nebenmilzaussaat — als zufälliger Nebenbefund bei einer Laparotomie festgestellt — ist ein fast sicherer Beweis für die vorausgegangene Milzzerreißung. Bei größeren Verletzungen, bei denen es also nicht durch Selbsthilfe des Körpers, wie Einlagerung eines Netzzipfels, eines anderen Organes oder durch Blutgerinnsel zum Stillstand der Blutung kommt, ist die Diagnose der *einzeitigen Zerreißung* verhältnismäßig leicht. Schon der Ort der äußeren Krafteinwirkung in der Gegend des linken unteren Rippenbogens muß den Verdacht auf eine Milzzerreißung aufkommen lassen, selbst wenn nur geringe Zeichen einer bauchinneren Organverletzung vorliegen. Zum Blutaustritt in die freie Bauchhöhle kommt es hin und wieder erst 24 bis 36 Stunden nach der Verletzung, nachdem der Bluterguß die dehnbare Milzkapsel gesprengt hat. Bei diesem Zwischenraum spricht man jedoch noch nicht von der weiter unten beschriebenen „zweizeitigen" Ruptur, sondern von einer Milzruptur mit Spätblutung (s. *Fall 4*).

Als bezeichnende Merkmale einer Milzverletzung gelten der linksseitige Schulterschmerz, der linksseitige Phrenicusdruckschmerz, Vaguspuls, Hochstand des linken Hodens und eine klinisch eindeutige vergrößerte Milzdämpfung. Das Röntgenbild zeigt möglicherweise eine Verdrängung der Magenblase durch das aus der Milz stammende Hämatom. Selbstverständlich entwickeln sich auch mehr oder weniger schnell die allgemein bekannten Erscheinungen einer Bauchhöhlenblutung, wie Bauch-

deckenspannung, Schmerzempfindlichkeit, Zunahme der Schmerzen in
Rückenlage, Flankendämpfung, zunehmende Pulszahl, hohe Leukocytose, Brechreiz, Erbrechen und Darmatonie.

Die Feststellung einer Dämpfung in der Mitte der linken Bauchseite
ist zweifellos wertvoll, wird aber nur bei sehr starker Blutung gefunden.
Dieses Zeichen ist für eine Milzverletzung nicht unbedingt eindeutig, da
die Blutung natürlich auch von anderen Organen ausgehen kann. Wertvoller, aber äußerst selten ist eine Erscheinung, bei der man eine Dämpfung in der Bauchmitte findet, die in ein Dämpfungsgebiet des Hypo-
chondriums übergeht. Bei rechter Seitenlage verschwindet die Dämpfung
in der Bauchmitte, weil das flüssige Blut abfließt, während die Dämpfung
im Hypochondrium bestehen bleibt, da sich das um die eingerissene Milz
gelegene Hämatom in eine unbewegliche Masse von Blutgerinnseln ver-
wandelt hat.

Wesentlich schwieriger ist die Diagnose der *zweizeitigen* Milzzerreißung.
Bei ihr kommt es bei dem Unfall zur Verletzung des Milzgewebes; die
derbe, elastische Kapsel dagegen hält im Augenblick des Unfalles stand
und reißt vorerst nicht ein. Es entwickelt sich mit der Zeit ein starker,
subkapsulärer Bluterguß, der infolge der zunehmenden Spannung und
umschriebenen Ernährungsstörung von selbst oder nach geringem noch-
maligem Unfall zum Zerreißen der Kapsel führt. Eine andere im Schrifttum mitgeteilte Deutung ist die, daß sich, pathologisch-anatomisch gesehen, ein infarktähnliches Bild an der Stelle der Parenchymzerreißung
entwickelt. Wenn nun die traumatisch geschädigte Milzkapsel in unmittelbare Nähe des Randgebietes des Infarktes rückt, dann tritt unter dem
Einfluß weiterer Gewebezerstörungen die Berstung ein. Für die Entstehung einer zweizeitigen Milzruptur ist der Charakter des Traumas von
untergeordneter Bedeutung, maßgebend dagegen der momentane Blut-
gehalt der Milz und die davon abhängige Kapselspannung. BUCHNER
und KRONBERGER konnten zweimal einen Randerguß im linken Sinus
phrenicocostalis als Begleitsympton einer sich anbahnenden zweizeitigen
Milzruptur beobachten.

Wenn ein Trauma verneint wird, denkt man in erster Linie an ein Ulcus
ventriculi perforatum, eine Appendicitis perforata, akute Pankreatitis
oder eine Graviditas extrauterina. Brückenerscheinungen fehlen bei der
zweizeitigen Milzzerreißung durchweg, doch findet sich die bereits oben
erwähnte Überempfindlichkeit des linken N. phrenicus auch bei Milzverletzungen, die infolge der Parenchymblutung und Nichtbeteiligung
der Kapsel zunächst keine Erscheinungen machen. Es handelt sich bei
dem Phrenicusdruckschmerz, den man an der linken Halsseite zwischen
M. sternocleidomastoideus und M. scalenus ant. durch Druck mit dem
Daumen auf Kehlkopf und Wirbelsäule prüft, um einen viscero-sensiblen
Schmerzreflex. Der N. phrenicus führt nämlich sensible Äste bei sich, die
von der Milz ausgehen. Kennzeichnend für die zweizeitige Milzzerreißung
ist also das *freie Intervall*, das meistens eine Woche, gelegentlich 2 bis
4 Wochen, ausnahmsweise sogar mehrere Monate dauern kann. Zweizeitige Zerreißungen werden an der Leber und am Magendarmkanal nur
ausnahmsweise beobachtet. Kommt es bei subkapsulären Blutungen nicht

zur zweizeitigen Milzruptur, sondern zur Abkapselung des Hämatoms, so kann das zur Ausbildung von Milzcysten führen.

Als *Behandlung* sei zunächst die erhaltende kurz erwähnt. Sie besteht in dem Versuch, die Blutung durch Einlegung eines Netzzipfels oder Muskelstückes, einer Streifen- oder anderen Tamponade (Gelatinetampon) oder Milzartenrienunterbindung zum Stillstand zu bringen. Ist nach Unterbindung der Hilusgefäße die Milz nicht sicher ernährt, dann muß sie noch in derselben Sitzung entfernt werden. Innerhalb der Körperhöhle ist es nämlich unzulässig, an sich nicht lebensnotwendige Organe, wie sie Milz und Nieren darstellen, in der Hoffnung auf Ausbildung eines Umgehungskreislaufes zu belassen. Anders ist es bekanntlich bei Gefäßstörungen der Gliedmaßen. Hier kann unter ständiger Beobachtung zugewartet werden, bis die Höhe der Ernährungsstörung und damit die Stelle der allenfalls erforderlichen Absetzung sich abgezeichnet hat. Bei Kapselrissen auf der Konvexität wurde auch die Naht gelegentlich empfohlen. Da jedoch alle eben genannten Verfahren unsicher sind, und die Entfernung der Milz erfahrungsgemäß nur wenig schädliche Folgen für den Körper hinterläßt, ist ihre Herausnahme unbedingt anzuraten.

Die Gründe dafür, daß die Splenektomie keine größeren Schäden setzt, erklärt man sich einmal dadurch, daß entweder bei der Entfernung der Milz schon Nebenmilzen vorhanden sind, oder daß bei der Ruptur Pulpateilchen in die Bauchhöhle wandern, auskeimen und zu neuen Milzen heranwachsen (metatraumatische Polysplenie), die dann die so wichtigen Funktionen der Milz übernehmen. Manche Chirurgen empfehlen deshalb, etwas von dem zertrümmerten Milzgewebe in die Bauchhöhle auszusäen, um auf diese Weise die Bildung von *Ersatzmilzen* zu begünstigen.

Zudem wird ein Teil der Aufgabe der Milz nach ihrer Entfernung von anderen Organen des reticulo-endothelialen Systems übernommen, besonders von der Leber und den Lymphknoten. Hiermit stimmt auch die Tatsache überein, daß die zunächst bestehende Leukocytose nach etwa 3 Wochen zu Regelwerten zurückgekehrt, der Regenerationsvorgang also abgeschlossen ist.

Eine relative Vermehrung der Lymphocyten und der Eosinophilen ist im weiteren Verlauf häufig festzustellen. In seltenen Fällen entwickelt sich eine Polyglobulie, eine Vermehrung der roten Blutkörperchen auf 6 bis 8 Mill., die gelegentlich nur vorübergehend, manchmal aber auch dauernd bleibt. Sie ist entweder auf den Ausfall der erythrolytischen Funktion der Milz oder auf eine erhöhte Marktätigkeit, die sich durch den Wegfall der markhemmenden Wirkung der Milz erklärt, zurückzuführen. Regelwidrige Zellformen fehlen nach der Splenektomie, wenn sich auch fast immer Kernreste, die sogenannten Jollykörperchen, in den roten Blutkörperchen finden. Dieser Befund deutet auf eine Störung des Entkernungsvorganges hin.

Die Behauptung, daß nach Milzausrottung der Körper eine erhöhte Anfälligkeit und eine verminderte Abwehrkraft gegenüber eitrigen Krankheitsvorgängen zeigt, findet sich im jüngsten Schrifttum erneut erwähnt. Daß jedoch beim Auftreten einer bösartigen Geschwulst der Milzverlust deren Entwicklung begünstigt, ist fallengelassen worden. Es gibt keinen

Anhaltspunkt dafür, daß eine besondere antiblastische Abwehrfunktion
der Milz vorhanden ist. Bei der gutachterlichen Beurteilung Splenekto-
mierter wird auf diese Frage noch einzugehen sein.

Die erwähnten geringen Veränderungen, welche die Entfernung einer
verletzten, aber bis zum Augenblick des Unfalles gesunden Milz nach sich
ziehen, stehen in auffallendem Gegensatz zu der zweifellos großen Bedeutung, die dem Organ unter normalen und pathologischen Verhältnissen
für den Bluthaushalt und als Schutzorgan zukommt. Wie wir oben gesehen haben, ist die Milz kein solitäres Organ, sondern in ihren wichtigen
Aufgaben nur ein Teil eines im Körper weitverbreiteten Organsystems.
Außerdem hat der Körper die Fähigkeit, Nebenmilzen und Tochtermilzen
zu erzeugen, die im Falle des Ausscheidens der Milz kompensatorisch für
sie eintreten. Inwiefern der Verlust eines so großen Organes ohne wesentlichen Schaden vom Gesamtkörper ertragen werden kann, dafür geben
die erwähnten Feststellungen eine physiologische Erklärung ab.

Was die *Technik* der Milzausrottung angeht, so empfiehlt sich bei
sicher feststehender Diagnose der linksseitige Rippenrandschnitt, andern-
falls der Mittelschnitt, bzw. linksseitigeTransrectalschnitt im Oberbauch,
dem möglicherweise ein linksseitiger Querschnitt in Nabelhöhe zu folgen
hat. Vor der Splenektomie ist es ratsam, Adrenalin subcutan zu geben,
weil sich dann die Milz verkleinert. Dadurch wird ein nicht geringer Teil
des Blutes in den Organismus zurückgebracht, außerdem erleichtert es die
Exstirpation. Um die Unterbindung und Durchtrennung des Stiels unter
Sicht des Auges durchführen zu können, ist es zweckmäßig, das Organ mit
der Hand aus der Tiefe hervorzuholen und den dadurch entstandenen
Hohlraum unter dem Zwerchfell mit einem Tuch auszufüllen.

Die Stielunterbindung hat unter sorgfältiger Schonung der Magen-
Darmgefäße sowie des Magens, Darms und Pankreasschwanzes zu erfolgen. Dabei ist darauf zu achten, daß zuerst die Arterie, erst danach die
Vene gefaßt wird, um einer unliebsamen Blutüberfüllung des Organes
vorzubeugen. Ausnahmsweise können die Verwachsungen der Milz derart
stark sein, daß die Ausrottung zu gefährlich ist. Dann soll man sich mit
der Unterbindung der A. lienalis, der Drosselung mit frei transplantiertem
Fascienstreifen begnügen. Die Vene darf dabei aber nicht mitgefaßt werden. Von der oben angegebenen Regel, keine ernährungsgefährdeten Organe im Körper zu belassen, darf in diesem Falle abgewichen werden, weil
das Organ, das bald weitgehend verkümmert, noch auf dem Wege der erwähnten Verwachsungen eine geringe Blutzufuhr erhält.

Nach frischer Verletzung einer bis dahin gesunden Milz liegen die Erfolgsaussichten der Entfernung bei rechtzeitig durchgeführter Operation
um 90%.

3. Stumpfe Verletzungen der Bauchspeicheldrüse

Fall 5: 12jähriges Mädchen stürzt aus nichtigem Anlaß mit dem Fahrrad, dabei
dringt die Lenkstange in die linke Mittelbauchseite ein. Sofort starke Schmerzen,
bald Stuhl- und Windverhaltung, mehrfaches Erbrechen, allmähliche Verschlimmerung des Krankheitsbildes. Einweisung mit Verdacht auf Ileus nach 16 Stunden.

Befund: Thorakale Atmung, Nasenflügeln, Lungen klinisch o.B. Diffuser Druckschmerz im ganzen Oberbauch und Mittelbauch. Mittelstarke Abwehrspannung.

Keine Peristaltik hörbar. K.-Urin o. B. Leukocyten 20000, Temperatur 38° axillar. Diastase im Serum 120 E., Blutzucker 93 mg%.

Unter der Verdachtsdiagnose einer perforierenden stumpfen Bauchverletzung erfolgt Laparotomie.

Im vorliegenden großen Netz zahlreiche linsen- bis hirsekorngroße gelblich nekrotische Bezirke als Zeichen einer akuten Pankreatitis, blutig seröses Exsudat im Abdomen. Das Netz ist zum Pankreasschwanz, der vermutlichen Stelle der traumatischen Ruptur, hingezogen und oedematös durchtränkt. Milz, Leber und übriges Abdomen o. B.

Die natürliche Netzabdeckung wird belassen. Reichlich blutigseröses Exsudat wird abgesaugt. Drainage der Bauchhöhle, Bauchdeckenschluß.

Nachbehandlung mit Hunger- und Dursttagen bei Infusionstherapie wie eine akute Pankreatitis. Drainentfernung am vierten Tag, primäre Wundheilung, Genesung nach drei Wochen.

Die isolierten stumpfen Verletzungen der *Bauchspeicheldrüse* gelten als ein seltenes Krankheitsbild. Die darüber bekannten Veröffentlichungen sind noch durchaus zu übersehen. Aber auch in Verbindung mit anderen Organen kommen sie wenig zur Beobachtung. Das hat seinen Grund in dem Schutz, den die Umgebung dem Pankreas gewährt. Die Bauchmuskeln ziehen sich reflektorisch zusammen und bilden einen festen elastischen Muskelpanzer. Dann folgt das Netz als Fettpolster, und Magen und Quercolon dämpfen den Schlag luftkissenartig ab. Von hinten wird die Bauchspeicheldrüse durch die Wirbelsäule und die Rückenmuskeln geschützt.

Die *isolierte* Verletzung erklärt sich nur so, daß der Unfallhergang ganz überraschend stattfindet. Der stumpfe Schlag auf den Bauch findet nicht genügend Widerstand, da die Kontraktion der Bauchmuskeln zu spät eintritt. Oder die Gewalt des Schlages ist so stark, daß er selbst die reflektorische Schutzkontraktion durchschlägt.

Der *Entstehungsmechanismus* ist so, daß die Bauchspeicheldrüse unmittelbar oder durch Contrecoup-Wirkung gegen den keilförmig vorspringenden Wirbelkörper gedrückt wird, wie man es beim senkrecht auftreffenden Hufschlag und beim Sturz auf die glatte Wasserfläche gelegentlich erleben kann.

Die Verletzung kann vollständig, also mit Einriß der Kapsel, oder unvollständig sein. Es kommt zur Schädigung des Parenchyms, möglicherweise auch zur Eröffnung der Gänge, sowie zum Austritt von Fermenten. Durch seine quere Lage vor der Wirbelsäule kann das leicht zerreißliche, unelastische Organ bei starker äußerer Einwirkung geradezu abgeschert und in zwei Teile zerlegt werden. Der Riß verläuft mit Vorliebe in Höhe und parallel der linken Wirbelsäulenkante. Die Wundränder der Rißstelle sind vorwiegend glattrandig, ebenso die Wundfläche, was man bei einer stumpfen Verletzung des Drüsengewebes eigentlich gar nicht erwartet. Ist es zur Abquetschung der Ausführungsgänge gekommen, entleert sich das Sekret in das retroperitoneale Bindegewebe oder in die Bursa omentalis. Es zeigt sich dann das gleiche Bild, wie bei einer akuten Pankreatitis: Fettgewebsnekrosen und hämorrhagische Entzündung des Bauchfells.

Die *klinischen Zeichen* bestehen im Schock, Schmerzen im linken Oberbauch und zwischen den Schultern. Die Diagnose wird erleichtert durch den Nachweis vermehrter Diastaseausscheidung im Urin. Doch ist dabei zu berücksichtigen, daß sie auch bei anderen hochentzündlichen Baucherkrankungen positiv sein kann. Wertvoller ist das Ergebnis der Fermententgleisung im Blute und der Lipaseprobe. Diastase- und Lipasewerte können jedoch auch bei größeren Verletzungen einmal völlig normal bleiben. Eine ausschlaggebende Bedeutung für die Erkennung einer Pankreasschädigung kommt ihnen allein nicht zu, vielmehr dürfen sie nur in Verbindung mit anderen Zeichen verwertet werden. Vermehrter Blutzucker und Auftreten von Zucker im Urin weisen ebenfalls auf eine Pankreasschädigung hin. Trotzdem kann man bis auf Ausnahmefälle nur von einer Vermutungs- oder Wahrscheinlichkeitsdiagnose sprechen. Meistens stehen die Erscheinungen der gleichzeitig mitverletzten Organe im Vordergrund und verdecken die Pankreasverletzung. Infolgedessen wird fast immer die Diagnose erst bei der Operation oder auf dem Sektionstisch gestellt.

Gelegentlich kommt es für wenige Stunden zum freien Intervall. Entsprechend der Hochgradigkeit der Zerstörung fällt das *klinische Bild* aus. Danach sollte sich auch die Art der *Behandlung* richten; wie man bei der akuten Pankreatitis betreffs Anzeigestellung zur Operation in den letzten Jahren einen abwartenden Standpunkt eingenommen hat, so sollte man auch bei einer stumpfen Verletzung nicht mehr für die unbedingte Operationseinstellung sein. Wir sind uns im klaren darüber, daß sich beide Krankheitsbilder nicht decken, und daß bei den stumpfen Verletzungen immer mit der zusätzlichen Schädigung eines anderen Organs gerechnet werden muß, die sich schleichend im Laufe einiger Tage entwickeln kann. Besteht der Verdacht der Mitbeteiligung von Magen und Darm, treten peritoneale Erscheinungen auf, kommt es zur Verschlechterung des Allgemeinzustandes, dann soll unbedingt operiert werden.

Die Operation setzt sich das Ziel, das Ausfließen des gefährlichen Pankreassekrets in die Bauchhöhle zu verhindern. Die Art des Eingriffes am Pankreas richtet sich nach der Schwere des Befundes. Sind die Wundränder glatt und scharf, bestehen keine Zeichen stärkerer Gewebsquetschung, liegen noch keine Fettgewebsnekrosen mit hämorrhagischem Exsudat im Bereich des Wundgebietes oder der freien Bauchhöhle vor, dann soll der Riß nach Entfernung des zerfetzten Gewebes durch einige durchgreifende Kapselnähte geschlossen und die Bauchhöhle drainiert werden. Einen primären Bauchdeckenschluß halten wir für zu gewagt. Verzichtet man auf die Kapselnähte, so entwickelt sich wohl mit Sicherheit eine Pankreasfistel, die das Krankenlager erheblich in die Länge zieht. Liegen die eben erwähnten günstigen Verhältnisse nicht vor, dann drainiert man das Wundbett. Handelt es sich um eine Abquetschung des Schwanzes links der Wirbelsäule, so ist die Entfernung des abgetrennten Stückes der Naht vorzuziehen. Funktionsstörungen sind aus dem Verlust von kleinen bis mittleren Teilen des Drüsengewebes nicht zu erwarten.

Experimentelle Untersuchungen sollen gezeigt haben, daß die Zerstörung von neun Zehntel ihrer Substanz erforderlich ist bis sie ihre Aufgabe nicht mehr erfüllen kann. Amerikaner berichten von Überlebenden nach Entfernung von Körper und Schwanz der Bauchspeicheldrüse. Derartige heroische Operationen halten wir nicht für nachahmenswert. Auch in der deutschen Literatur ist beschrieben worden, daß in einem Fall trotz vollständiger Zerstörung des Pankreasgewebes (histologisch war weder vom Pankreas noch vom Inselapparat eine Spur zu finden) die charakteristischen Ausfallserscheinungen gefehlt haben.

Bei konservativer Behandlung ist ebenso wie bei operativer in den ersten Tagen nach dem Unfall auf völligen Nahrungsentzug und anschließend auf antidiabetische Ernährung Gewicht zu legen. Die Infusionstherapie erfolgt nach den Regeln der Kunst wie bei einer akuten Pankreatitis. Es ist empfehlenswert, der Infusionsflüssigkeit entgiftende Medikamente zuzusetzen. In letzter Zeit ist von antifermentativ wirkenden Mitteln, die die Verdauungskraft des Pankreassaftes lahmlegen (Kallikrein-Inaktivator) als erster kausaler Therapie gutes berichtet worden. Die Vorhersage ist wie bei der akuten Pankreatitis stets als ernst anzusehen, besonders, wenn es sich um Verletzungen am Pankreaskopf handelt. Außerdem hängen die Erfolgsaussichten natürlich von der Ausdehnung der Gewebsverletzung und dem Zeitpunkt der Operation ab; je mehr Pankreassäfte nämlich in die freie Bauchhöhle eingedrungen sind, um so schlechter sind die Aussichten. Die Sterblichkeit der Pankreaszerreißung beträgt bis zu 75%.

4. Stumpfe Verletzungen der Nieren, Nebennieren und ableitenden Harnwege

Fall 6: 58jähriger Mann stürzte beim Apfelpflücken von einer Leiter und schlug mit der linken unteren Thoraxseite auf eine Stufe auf. Sofort starke Schmerzen in der linken Flanke. Kurze Zeit darauf spontane Urinentleerung: Blutige Verfärbung! Aufnahme im Krankenhaus.

Befund: Allgemeiner Schockzustand. Thorax klinisch und röntgenologisch o.B., keine Rippenfraktur. Sehr starker Druckschmerz im linken Nierenlager und an der Außenseite des linken Oberbauches, mäßige Abwehrspannung dort selbst. Hämoglobin 76%, Ery. 3,8 Mill., Leuko. 28000. Intravenöse Pyelographie: Unregelmäßig erweiterte Kelchfüllung mit mehrfachen Einbrüchen des Kontrastmittels ins Parenchym.

Man entschließt sich zur *konservativen* Behandlung. Antibiotische Schutztherapie. Am zweiten Krankheitstag Temperaturanstieg auf 39°, stark blutiger Urin, Hgb.-Abfall auf 48%, bei 3 Mill. Ery. Die Operation wird erwogen, wegen des bedenklichen Allgemeinzustandes jedoch weiter konservativ abgewartet. Nach acht Tagen Normalisierung der Temperatur. Klarwerden des Urins, allmählicher Anstieg des Hgb. nach Bluttransfusionen und Eisentherapie, nach sechs Wochen 66% Hgb. Erneute Röntgendiagnostik der Nieren ergibt völlig normale Funktion und Darstellung des Nierenbeckens, Entlassung kann erfolgen.

Diagnose: Stumpfe Nierenverletzung 2. bis 3. Grades, vollständige konservative Ausheilung.

Die *Nieren* sind durch ihre günstige Lage in der Nische, welche aus den Wirbelkörpern und dem sich nach hinten vorwölbenden Bogen des unteren Rippenbogens mit seinen Muskeln (M. quadratus lumborum, M. transversus) gebildet wird, vor einer von außen eindringenden stumpfen Gewalt weitgehend geschützt; dagegen sind tiefstehende Nieren Verletzungen eher ausgesetzt. Auch bei Nierengeschwülsten ist das des öfteren beobachtet worden. So ist es zu erklären, daß die rechte Niere, die durch das Dazwischendrängen des rechten Leberlappens um 1 bis 2 cm tiefer liegt, mehr als die linke stumpfen Verletzungen ausgesetzt ist. Dazu tritt bei der rechten Niere noch ein weiterer Nachteil insofern ein, als ihr Gefäßstiel bedeutend kürzer ist als der auf der anderen Seite und dadurch eine geringere Ausweichmöglichkeit gegeben wird.

Zur Verletzung kommt es in der Regel durch unmittelbare Gewalteinwirkung, wie durch Hufschlag, Tritt beim Fußballspiel, Deichselstoß, Kurbelschlag, ferner durch Anprallen der Nierengegend gegen einen festen Körper beim Laufen und Hinfallen (Skilaufen, Sturz vom Pferd). Gewöhnlich sind die Verletzungen bei Schlägen von vorn erheblicher als bei denen von der Flanke. Eine Quetschung ist möglich zwischen einem festen und einem in Bewegung befindlichen Körper (Puffer). Die seltenen mittelbaren Verletzungen erfolgen beim Fall aus größerer Höhe auf die Füße oder auf das Gesäß; die einwirkende Gewalt trifft in diesen Fällen also nicht die Nierengegend selbst. Hierzu gehört auch noch die überaus seltene Nierenschädigung durch Muskelzug. Bei geringfügiger stumpfer Gewalteinwirkung kann es durch stoßweise Kontraktion der Bauchwand und des Zwerchfelles zur Einpressung und Abknickung des Organs kommen.

Mit Hilfe der klinischen und röntgenologischen Untersuchung kann die Nierenverletzung von allen geschlossenen Verletzungen der Bauchorgane schon am besten erkannt werden. Auch in der Behandlung ist sie am dankbarsten.

Man kann drei Verletzungsgruppen unterscheiden, für die die Art des einzuschlagenden Behandlungsweges relativ fest liegt. 1. Ein Teil des Parenchymmantels ist eingerissen. Folge: subkapsuläres Hämatom oder Hämatom in die Fettkapsel. Behandlung: konservativ. 2. Die Verletzung geht bis unmittelbar an das Nierenbecken heran. Behandlung: auch noch konservativ. 3. Das Nierenbeckenkelchsystem ist eröffnet, die fibröse Kapsel rupturiert oder der Harnleiter wird abgerissen. Es besteht die Gefahr der Urinphlegmone. Behandlung: Operatives Vorgehen ist hier anzuraten, jedoch nicht immer erforderlich. In der *Vorhersage* am günstigsten ist die Zerreißung der Fettkapsel ohne Verletzung des Nierengewebes zu beurteilen. Auch ein Einriß ins Parenchym ohne Eröffnung von Kelchen und Becken ist nicht bedrohlich, wenn die Blutung zum Stehen kommt. Die Zerreißung von Parenchym und Kelchen birgt die Gefahr einer stärkeren Blutung und der *Urinphlegmone* in sich, ebenso die Zertrümmerung des Organs. Nierenbecken und Kelche werden am ehesten verletzt, weil sie die schwächsten Stellen darstellen. Die stumpfe Gewalt kann auch zum vollkommenen oder teilweisen Abriß der sonst weiter nicht geschädigten Niere von ihrem Stiel führen. Schließlich wird die Niere durch die Gewalteinwirkung aus ihrem Lager herausgeschleudert, ohne daß der Stiel und der Harnleiter abreißen.

Aus dem Vorhergehenden wird deutlich, wie sehr sich gegenüber früher die Ansicht durchgesetzt hat, daß der *konservativen* Behandlung der stumpfen Nierenverletzungen gegenüber der sonst in der Chirurgie stumpfer Traumen propagierten sofortigen chirurgischen Versorgung der Vorzug gegeben wird. Die Erfahrungen haben gelehrt, daß vor allem der jugendliche Organismus eine erstaunliche Restitutionskraft bei der Wiederherstellung einer traumatisch geschädigten Niere aufbringt, allerdings mit einer Einschränkung: so weit und so lange es gelingt, jede Infektion aus dem Schadensgebiet fernzuhalten. Die intensive *Infektionsprophylaxe* mit Breitband-Antibiotica ist deshalb vom ersten Tag an erforderlich. Es sind leider Fälle beschrieben, wo noch 6 Wochen nach dem Unfall die Nephrektomie erforderlich wurde, nur weil es zur Infektion eines perirenalen Hämatoms gekommen war.

Im Gegensatz zum jugendlichen Organismus ist die Möglichkeit körpereigener Regenerationsarbeit beim alten Menschen nur gering einzuschätzen, die Wahrscheinlichkeit, daß für ihn die gesund gebliebene Niere bis zum Lebensende ausreichende Dienste tut, ist dagegen viel größer. Aus diesem Grunde ist die Operationsindikation, insbesondere die zur Nephrektomie, beim alten Menschen leichter und häufiger zu stellen.

Zusammenfassend kann folgende Grundregel erstellt werden: *Konservative Therapie* bei allen leichten Unfällen ohne Schock oder Blutungskollaps, aber auch bei massiver Hämaturie dann, wenn die Kreislaufverhältnisse konstant bleiben. Jedoch erscheint uns eine regelmäßig durchgeführte Nachuntersuchung bei Leuten mit stumpfen Nierenverletzungen notwendig, um beispielsweise die posttraumatische Schrumpfniere (mit oder ohne Hypertonie) oder eine mechanisch bedingte Stauung rechtzeitig zu erkennen und zu behandeln. So konnten wir bei einem 12jährigen Mädchen, das mit stumpfer Nierenverletzung eingeliefert und mit zunächst befriedigendem Ergebnis konservativ behandelt worden war, bei einer Nachuntersuchung eine in ihrer Funktion weitgehend geschädigte Niere feststellen. Als Ursache nahmen wir wegen des äußerlich tastbaren Tumors und des vergrößerten Nierenschattens auf der Übersichtsaufnahme ein perirenales Hämatom an. Bei der operativen Freilegung zeigte sich eine mit Urin gefüllte cystische Geschwulst von 1,5 Litern, die den rechten Harnleiter vollständig abgedrückt hatte. An der Außenseite der weit kranialwärts verdrängten Niere fand sich ein rundliches Schleimhautektropion von Pfennigstückgröße, das wahrscheinlich einem aufgerissenen Kelch entsprach. Es wurde abgebunden und die große Höhle drainiert. Schneller Wundheilverlauf mit Wiederherstellung normaler Nierenfunktion rechts waren kennzeichnend für die stumpfe Nierenverletzung eines *jungen* Menschen.

Operative Therapie ist angezeigt bei anhaltender Blutung mit Anämie und Blutdruckabfall trotz Blutersatz, bei sicherem Nachweis einer Organzertrümmerung in fortgeschrittenem Lebensalter, bei Ureterabriß, bei Verdacht auf Nierenstielabriß und bei gleichzeitig bestehenden Verletzungen der Bauchorgane. Vor der Operation ist möglichst immer Röntgendiagnostik zu betreiben.

Während bei abdominellen Verletzungen wegen der Peritonitis und Blutungsgefahr so schnell wie möglich eingegriffen werden muß, besteht diese Regel bei Nierenverletzungen nur in den schwersten Fällen. Leichtere und mittelschwere Verletzungen können — klinische Betreuung, wobei vor allem die Beurteilung des Kreislaufes und die Feststellung einer zunehmenden Blutung im Nierenlager ausschlaggebend sind, vorausgesetzt — weiter beobachtet werden. Man muß sich aber der *Kompli-*

kationen, die in der plötzlichen Nachblutung, der schleichenden Sickerblutung, der Urininfiltration mit Verjauchung, dem paranephritischen Abscess und der reflektorischen Anurie bestehen, bewußt sein. Handelt es sich jedoch um eine schwere Verletzung, bei der außerdem mit der Möglichkeit einer gleichzeitigen intraabdominellen Verletzung zu rechnen ist, dann darf der Eingriff nicht aufgeschoben werden. Erfahrungsgemäß ist eine große Zahl der schweren Nierenverletzungen mit intraperitonealen Verletzungen vergesellschaftet. Bei gleichzeitiger Zerreißung des Bauchfelles rinnt das Blut möglicherweise aus der zerrissenen Niere in die Bauchhöhle. Die *Differentialdiagnose* zwischen ausgedehntem retroperitonealen Bluterguß und beginnender Bauchfellentzündung kann erhebliche Schwierigkeiten machen; denn heftige Schmerzen, Bauchdeckenspannung und die Zeichen des paralytischen Ileus können auch durch das retroperitoneale Hämatom allein ausgelöst sein. Ähnliche Zustandsbilder sind uns selbst bei einfachen Nierenkoliken nicht unbekannt.

Das deutlichste Zeichen jeder Nierenverletzung ist die fast stets auftretende *Blutung* (95%); dabei ist zu beachten, daß diese nicht sofort einsetzen muß. Um eine spätere Blutung nicht zu übersehen, muß der Harn über die erste Woche nach dem Unfall regelmäßig geprüft werden.

Der Hämaturie legt man heutzutage nicht mehr eine so ausschlaggebende Bedeutung für die Anzeige zur Operation wie früher bei; sie ist zwar ein wichtiges, aber auch vieldeutiges Zeichen. So ist sie beispielsweise bei Gliedmaßenverletzungen häufig feststellbar. Die äußerlich zu erhebende Blutung und ihre Stärke brauchen keineswegs immer mit der Schwere der anatomischen Nierenverletzung in Einklang zu stehen; der Abgang von Blut durch die ableitenden Harnwege kann ausnahmsweise sogar behindert sein. So fehlt natürlich die Hämaturie gänzlich, wenn die Niere vollkommen vom Harnleiter abgerissen ist. Ferner braucht es nicht zu einer sichtbaren Blutung zu kommen, wenn die Parenchymschädigung nicht mit dem Nierenbecken in Verbindung steht oder die Blutung durch Selbsttamponade aufhört. Als häufigste Ursache stellt sich jedoch die Harnleiterverstopfung durch Gerinnselbildung ein. Dieser Zustand ruft heftige kolikartige Schmerzen auf der verletzten Seite, den Harnleitersteinkoliken ähnlich, hervor, was zur Klärung der wahren Sachlage sehr wohl beitragen kann, wenn man an sie denkt.

Selbstverständlich besteht ein ausgesprochener Druckschmerz in der geschädigten Lendengegend und meist auch eine Anschwellung als Ausdruck des Blutergusses im Nierenbereich. Ein brauchbarer Hinweis auf ein Nierentrauma ist ferner die akute Erhöhung des Blutdruckes, die nur in seltenen Fällen fehlen soll.

Das *intravenöse Pyelogramm*, dem stets eine einfache Übersichtsaufnahme des Leibes vorausgehen sollte, kann wesentlich zur Klärung der Diagnose beitragen, indem es auf herabgesetzte Nierenfunktion, unregelmäßige Gestalt des Nierenbeckens und der Kelche, sowie Eintritt des Kontrastmittels in das zerrissene Gewebe aufmerksam macht. Auf eine wichtige, wenn auch seltene Tatsache sei in diesem Zusammenhang hingewiesen, daß eine verletzte Niere unmittelbar nach erfolgter Schädigung ihre Tätigkeit für kürzere oder längere Zeit (temporäre Anurie) einstellen kann. Bringt das i.v. Pyelogramm keine eindeutige Klärung, dann muß zusätzlich ein retrogrades Pyelogramm angefertigt werden. Das Hämatom des Nierenlagers ist auf der Leeraufnahme kenntlich an der ausgedehnten Verschattung der betreffenden Bauchseite, gegen die Nierenschatten und Psoasrand nicht abgegrenzt werden können. Im Pyelogramm sprechen Verlagerung der Nieren nach außen und innen, sowie gleichzeitig nach vorn bei ziemlich normaler Beschaffenheit des Nierenbeckens und der Kelche ebenfalls dafür.

Die Art des Vorgehens, ob man primär die *lumbale* Nephrektomie ausführt oder auf *transperitonealem* Wege nach Versorgung der Schäden in der Bauchhöhle an die Nieren herangeht, wird von den einzelnen Chirurgen verschieden beurteilt. Wir ziehen der besseren Übersichtsverhältnisse wegen den extraperitonealen Weg mit schrägem oder horizontalem Flankenschnitt vor, wie er bei der sekundären Nephrektomie — etwa nach 8 Tagen bei Nichtaufhörenwollen der Blutung, schwerer Infektion oder Funktionslosigkeit des Organs — zwangsläufig angezeigt ist. Die Operation besteht bei leichteren Verletzungen, wenn keine Blutungsgefahr droht, in der Nierennaht, bei größeren in der Entfernung der Niere. Mit konservativen Operationen, wie der Teilresektion — auch beim Abriß des oberen Nierenpoles — sollte man bei guter Funktion der anderen Niere zurückhaltend sein. Handelt es sich jedoch um die Ruptur einer alten *Cystenniere*, dann soll man sich mit Rücksicht auf die Doppelseitigkeit der Mißbildung chirurgisch möglichst beschränken. Gewagte Versuche, das Organ zu erhalten, sind ferner bei Verletzung einer Solitärniere berechtigt. Dann kann man allerdings nicht konservativ genug vorgehen. Die Tamponade von Nierenwunden ist abzulehnen.

In der Literatur wird über verschiedene außergewöhnliche Verletzungen der Niere berichtet, z. B. über die Zerreißung einer Hufeisenniere durch Stockschlag, wobei es zum Durchriß des mittleren Teils über der Wirbelsäule kam. Der Patient konnte durch die sofortige Operation bei Belassung der beiden vollständig angelegten Teilnieren und Verschluß des Parenchymdefektes der Mitte durch Kapselnähte geheilt werden.

Ferner wird die traumatische Thrombose einer Nierenarterie mit weitgehender Infarzierung des Organes geschildert, die erst fünf Monate nach der Verletzung bei einer Sektion als Zufallsbefund entdeckt wurde. Man fand eine Nierennarbe durch Thrombose eines arteriellen Gefäßes auf dem Boden einer histologisch gesicherten Wandzerreißung bedingt. Ähnliche Fälle traumatischer Thrombosen von Nierenarterien werden im Schrifttum mehrfach erwähnt. Sie verdienen insoweit Aufmerksamkeit, als für ihre Entstehung eventuell geringe Ursachen in Frage kommen, während die unter Umständen erheblichen Spätfolgen im Versicherungswesen und in der Rentenbegutachtung eine Rolle spielen können. In Todesfällen auch aus anderer Ursache sollte daher mehr als üblich von der Obduktion Gebrauch gemacht werden, weil sie uns erst in vielen Dingen endgültigen Aufschluß über mancherlei Zuzammenhangsfragen bringen kann.

Isolierte Harnleiterverletzungen, wie sie als unangenehme Zwischenfälle beim Boxkampf, Fußball und Reitsport beschrieben sind, ereignen sich höchst selten, meist ist die Niere derselben Seite gleichzeitig mitverletzt. Die Gewalt muß erheblich sein. Dem Unfall unmittelbar folgende Erscheinungen von seiten des Harnleiters selbst sind nur bei vollständiger Durchtrennung zu erwarten. Die Spätperforation nach starker umschriebener Wandschädigung bedarf einiger Tage bis zu ihrer Entwicklung, wie wir es bei unvollständigen Darmverletzungen gesehen haben. Handelt es sich um Verletzungen, bei welchen der Stoß nur zu einer leichten Quetschung des Harnleiters geführt hat, dann sind die unmittelbaren Schäden unbedeutend, dagegen können in der Folgezeit die gesetzten Wandschädigungen des Harnleiters zur Bildung einer Narbenverengerung mit Abfluß-sperre an der entsprechenden Niere führen. Es kann auch dadurch zur Harnleiterverengung kommen, daß bei schwerem Beckenbruch der Harn-leiter gegen die Querfortsätze der Wirbelsäule gedrückt und seine Wand verletzt wird. Ferner mögen Blutergüsse der Umgebung des Harnleiters durch spätere narbige Schrumpfung einen Druck auf ihn ausüben oder eine Abknickung desselben herbeiführen, die die Lichtung einengt. Ihr Auftreten ist natürlich nicht zu verhindern; und wird erst bekannt, wenn sich die Folgezustände herausgebildet haben.

Bei der durch verschiedene Möglichkeiten aufgetretenen *Stenose* kommt es zur Erweiterung des zentral gelegenen Harnleiterabschnittes und des Nierenbeckens. Die Folge ist eine Uronephrose. Schwere Harnleiterver-letzungen mit Perforation oder vollständigem Abriß führen, wenn sie nicht bald erkannt oder operativ behandelt werden, auf dem Wege der Urinphlegmone zum Tode. Zur Erkennung dieser seltenen Verletzungen tragen das intravenöse und retrograde Pyelogramm hauptsächlich bei.

Die *Behandlung* besteht in der Naht des Harnleiters. Auch sie kann späterhin eine Verengung zur Folge haben. Handelt es sich um einen großen Defekt im Harnleiter, so wird bei gesunder zweiter Niere die Nephrektomie wohl nicht zu umgehen sein. Sollten jedoch über die nor-male Funktion der nichtverletzten Niere Zweifel aufkommen, was man-gels hinreichender Fähigkeit des Patienten, Auskunft zu geben, mitunter der Fall ist, so ist vorübergehend die Anlage einer äußeren Harnfistel zu erwägen, um sich die Möglichkeit einer späteren plastischen Operation oder Einpflanzung des Harnleiterstumpfes in den Darm zu erhalten. Liegt eine vollständige Ureterfistel im Bereich des kleinen Beckens vor, so ist der Versuch berechtigt, das zentrale Ende in die Blase einzupflanzen, vor-ausgesetzt natürlich, daß es sich spannungslos nähen läßt. Zu empfehlen ist hier die Methode nach BOARI (BOARI-Plastik). Die Dauererfolge wer-den allerdings nicht so günstig bezeichnet. Eine vollständige Fistel kann natürlich nicht von selbst ausheilen; bei den unvollständigen Fisteln, bei denen noch ein Teil der Wand erhalten geblieben ist, gelingt möglicher-weise durch Einführung eines PFLAUMER-Katheters oder lediglich durch Drainage des Verletzungsgebietes die Heilung.

Alle Eingriffe am Harnleiter werden am besten sofort ausgeführt; wenn das aber versäumt wurde, ist erst zu einem Zeitpunkt, zu dem sich die Wundverhältnisse in der Umgebung der Harnleiterfistel vollständig be-ruhigt haben, die Operation anzuraten. Um das verhältnismäßig rasch zu erreichen, versuchte man früher, durch Röntgenstrahlen die Niere und damit die Fistelsekretion eine Zeitlang auszuschalten. Diese Methode hat sich jedoch nicht durchgesetzt und kann, im Gegensatz zu unserer frühe-ren Stellungnahme, auch nicht mehr empfohlen werden. Ist die Frage zu entscheiden, ob die Funktion der verbleibenden Niere den Bedürfnissen des Organismus gerecht wird und in besonderen Fällen die Entfernung einer schwer geschädigten Niere einem zweifelhaften Versuch der Organ-erhaltung vorzuziehen ist, so gilt als Grundsatz: die Funktion der Rest-niere ist als ausreichend zu bezeichnen, wenn der Harnstoff im Serum unter 40 mg%, die Urografinzahl über 70 liegt, die Creatinin-Clearance über 91 ml/Min., die Halbwertzeit bis 25 beträgt und die Phenolrotprobe um 40 % ergibt.

Schädigungen der *Nebennieren*, durch stumpfes Trauma hervorgerufen, sind den meisten Ärzten noch unbekannt. Es kommt dabei zu Blutungen ins Parenchym, möglicherweise sogar zur völligen Zertrümmerung des Organs. In Anbetracht der hormonalen Funktion dieser Drüse mag es verständlich sein, daß diese Nebennieren-,,Apoplexie" unmittelbar tödlich wirken kann. Das hat sich pathologisch-anatomisch wiederholt einwandfrei nachweisen lassen.

Die *Erkennung* des Krankheitsbildes ist deshalb so schwierig, weil es äußerst selten auftritt und dann dazu immer von Verletzungen an anderen Organen begleitet ist. Zwei Erscheinungen sind kennzeichnend für die Schädigung der Nebenniere, einmal die sogenannte *Pseudoperitonitis*, bei der es neben den bekannten peritonealen Erscheinungen zu einer *Spannung* in den Gliedmaßenmuskeln kommt; zum anderen ist es das *vollständige Versagen* des Kreislaufes, so daß stärkste Kreislaufmittel, Kochsalz- und Bluttransfusionen wirkungslos bleiben. Derartige schwere Fälle hat jeder von uns beobachtet, und es ist durchaus möglich, daß hier neben anderen Verletzungen eine Schädigung der Nebenniere vorlag. Deshalb soll man mehr als bisher an diese Verwicklung denken, den durch sie hervorgerufenen Schockzustand mit Nebennierenpräparaten, z. B. intensiver intravenöser Zufuhr von Solu-Fortecortin, zu beseitigen suchen und bei der Operation, wenn möglich, die Nebennieren prüfen. Wird eine verletzte Nebenniere dabei festgestellt, so wird ihre *Entfernung* nicht nur gut vertragen, sondern sie kann lebensrettend wirken in dem Sinne, daß die schwer beschädigte Nebenniere Stoffe in den Organismus hineinwirft, die zu einer gesteigerten Durchlässigkeit der Capillaren und zur Atonie ihrer Wände und damit zum Bilde des Schocks führen. Nach der Epinephrektomie sollte man nicht versäumen, anfangs synthetische Nebennieren-Präparate zu verordnen.

Unter den stumpfen Bauchverletzungen stellen die der *Blase* eine Seltenheit dar. Gegen die von außen einwirkende Gewalt gewähren das Becken und insbesondere die Symphyse einen guten Schutz. Andererseits führt das gebrochene Becken mit seinen scharfen und spitzen Bruchenden gelegentlich zur Anspießung der Blase. Selbstverständlich ist ihr Füllungsgrad von wesentlicher Bedeutung. Wird die Blase im leeren Zustand getroffen, so folgt in der Regel eine *extraperitoneale* Verletzung, bei gefüllter Blase dagegen beobachteten wir vorzugsweise eine *intraperitoneale*. Je nach der einwirkenden Kraft und der Stärke des Füllungsgrades wird ein vollständiger oder nur teilweiser Riß der einzelnen Wandschichten gesetzt. Danach richtet sich natürlich die Schwere des Krankheitsbildes.

Die gemeinsamen *Erscheinungen* für beide Arten von Verletzungen sind der Harndrang und das Unvermögen, Wasser zu lassen. Bei extraperitonealem Riß entwickelt sich allmählich eine Schwellung über der Schoßfuge und eine schmerzhafte Infiltration an den Darmbeinschaufeln und im vorderen Unterbauchraum. In diesem Gebiet läßt sich meist eine Dämpfung feststellen. Die Blase ist niemals vollständig leer, der durch Katheter entnommene Urin ist stets blutig. Bei der intraperitonealen

Verletzung stehen die Bauchfellerscheinungen im Vordergrund, wenn auch die entzündliche Reaktion des Bauchfells (steriler Harn) zunächst ausbleibt. Mit der Zeit führt die Harnaufsaugung aus dem Bauchraum zur Erhöhung des Reststickstoffes, Senkung des Blutgefrierpunktes und, wenn nicht operativ geholfen wird, zur Urämie. Da der Urin sich in die Bauchhöhle entleert, erhält man mit Hilfe des Katheters zunächst überhaupt keinen oder nur wenig Urin. Eine eingeführte sterile Flüssigkeit kommt nicht zurück. Erst wenn es nach einigen vorsichtigen Bewegungen gelingt, den Katheter durch den Riß aus der Blase hinaus in die freie Bauchhöhle vorzuschieben, kann plötzlich reichliche Harnentleerung (bis zu 10 Liter sind beobachtet worden!) aus der Blase vorgetäuscht werden, die möglicherweise viele Stunden oder sogar Tage seit dem Unfall ausblieb. Dieser Harn ist durch Beimengung von Peritonealexsudat eiweißhaltig. Kennzeichnend für den Katheterismus der freien Bauchhöhle ist, daß der quälende Harndrang trotz Ablassens des Urins weiter fortbesteht.

Bei Verdacht auf Verletzung der Blase wird wie folgt vorgegangen: Die Blase wird kathetert und eine abgemessene Menge Borwasser oder Kochsalzlösung injiziert und wieder abgesaugt. Ein erhebliches Abweichen der instillierten Menge von der abgesaugten läßt auf eine Ruptur der Harnblase schließen.

Im Schrifttum findet sich außer der eben erwähnten Einteilung noch die in *unkomplizierte* und *komplizierte* Verletzungen. Bei der unkomplizierten Blasenverletzung handelt es sich um eine regelrechte Ruptur, die bei gefüllter Blase gewöhnlich an der Hinterwand, scheitelnahe, intraperitoneal und bei geringer Füllung in der Nähe des Trigonum extraperitoneal gelegen ist. Die komplizierten Blasenverletzungen entstehen fast immer durch Anspießen von Knochenstücken. Diese Verletzungen gehen häufig mit einem nur schwer beeinflußbaren Schockzustand einher. Ist man sich der Diagnose einer Blasenzerreißung nicht vollkommen sicher, so läßt sie sich durch eine Röntgenaufnahme — nach vorausgeschickter Kontrastfüllung der Blase mit gasförmigen oder flüssigen Mitteln — erhärten. Bei Kindern kommt es wegen der höher im Abdomen gelegenen Harnblase häufiger zu Verletzungen derselben als beim Erwachsenen.

Die *Behandlung* bei vollständiger Wanddurchtrennung kann nur eine operative sein, die in dichtem Nahtverschluß der Wand (wegen der Gefahr der Steinentstehung keine Zwirnfäden dabei verwenden), in Drainage des Spatium prävesicale oder der freien Bauchhöhle und vor allem auch in der Einführung eines Dauerkatheters für einige Tage besteht. Um bei größeren Verletzungen durch Spannung der Blasenwand ein Wiederaufplatzen der Nähte zu verhüten, ist es ganz zweckmäßig, in der ersten Woche nach der Operation die Blase oberhalb der Symphyse zu drainieren und den Harn mit Hilfe der Wasserstrahlpumpe abzusaugen. Dieses Verfahren stellt eine zusätzliche Sicherung für den Fall dar, daß sich der Harnröhrenkatheter über Nacht verstopft oder seine Öffnung infolge zu weiter Einführung nicht im Bereich des Trigonum, sondern der Blasenkuppe liegt. Auch hier ist von vornherein ein intensiver prophylaktischer Infektionsschutz mit Sulfonamiden oder Antibiotica erforderlich. Liegen größere Wandverletzungen in Nähe des Orificium internum vor, die sich nicht genau versorgen lassen, so scheue man sich nicht, zusätzlich damm-wärts zu drainieren. Manche Chirurgen begnügen sich in allen Fällen mit der suprapubischen Harnableitung und lehnen den Verweilkatheter ab.

Die *Vorhersage* richtet sich nach dem Zeitpunkt des Eingriffs (Urinphlegmone, Peritonitis), der Größe der Wandverletzung, danach, ob eine Peritonisierung der Rißstelle möglich ist oder nicht und nach den sonst noch gesetzten Körperschäden. Die Sterblichkeit der unkomplizierten Verletzungen beträgt bis zu 30, und die der komplizierten bis zu 70%.

Stumpfe Verletzungen des Magen-Darmtraktes

Die stumpfen Verletzungen des Magen-Darmtraktes ähneln sich weitgehend ebenso in der Mechanik und Symptomatik wie in der Therapie. Die Erfolgsaussichten quoad sanationem sind allerdings unterschiedlich. Größere Statistiken ergeben eine durchschnittliche Mortalität aller am Magen-Darmtrakt Verletzten von 22,7%. Diese Zahl allein besagt nichts. Von entscheidender Wichtigkeit ist wieder der Zeitpunkt der chirurgischen Versorgung, aber auch die Stelle der Verletzung, je nachdem, ob sie technisch leicht oder schwierig zu versorgen ist. Aus einem gemischten Krankengut von 265 am Verdauungstrakt Verletzten betrug die Mortalität bei operativer Versorgung nach

> 3 Stunden 3,3%
> 6 Stunden 7,7%
> 12 Stunden 35,9%
> 24 Stunden 60,0%.

Diese Zahlen veranschaulichen erneut die große Wichtigkeit raschen ärztlichen Handelns.

1. Stumpfe Verletzungen des Magens

In aller Kürze seien den Schädigungen des Magens einige Bemerkungen über *Speiseröhrenverletzungen* vorangestellt. Diese sind von extremer Seltenheit und gehören ihrer Lage nach nicht eigentlich in das Gebiet der stumpfen Bauchverletzungen. Erwähnung finden sie hier deshalb, weil sie in Einzelfällen als *Kombinationsverletzungen* zusammen mit Magentraumen beschrieben wurden und meist im unteren Oesophagusdrittel gelegen sind. Speiseröhrenschädigungen dieser Art (Einrisse, Abrisse) enden meist tödlich, wenn sie nicht frühzeitig durch transthorakales Vorgehen beseitigt werden.

Trotz seines großen Umfanges sind *Magenverletzungen* selten. Häufig (65%) gehen sie mit Schädigungen anderer Organe wie Duodenum und Bauchspeicheldrüse einher. Mit Vorliebe werden die kleine Kurvatur und die präpylorische Gegend verletzt; fast immer handelt es sich um Querrisse der Vorderwand. Wird der Magen durch äußeren Druck gegen die Wirbelsäule gepreßt, entsteht eine Quetschung. Pflanzt sich der Stoß auf die Bauchwand nach innen tangential fort und führt zu einem Zug an den Haltepunkten, dann kommt es daselbst zum Abriß oder zur Zerreißung. Wirkt die Gewaltwirkung im Sinne der Erhöhung des hydraulischen Druckes, so birst er. Der Füllungszustand und die Art des Inhaltes sind hierbei ausschlaggebend. Beim gefüllten Magen beobachtet man durchweg Berstungs- und höchst selten Quetschungsrisse.

Magenrupturen sind bei stark überfülltem Organ Betrunkener schon nach ganz leichtem Trauma beobachtet worden, und zwar deshalb, weil in der Benommenheit die reflektorische Abwehrbewegung der Bauchdecken nicht ausgelöst wurde. Offenbar liegen ähnliche Verhältnisse auch bei Narkotisierten vor; von Frauenärzten sind nämlich Fälle beschrieben worden, wo es lediglich nach unvorsichtiger Umlagerung oder grober Betastung des Leibes, bzw. gynäkologischen Untersuchungen zum Einriß oder Platzen cystischer oder weicher parenchymatöser Geschwülste gekommen ist. Diese Mitteilungen sind unbedingt glaubhaft, weil die der Tumorentfernung dienende Operation, wenige Minuten später ausgeführt, die Folgen der stumpfen Bauchverletzung gleichsam als Nebenbefund zeigte.

Die *Erscheinungen* sind ähnlich denen eines durchgebrochenen Magen- und Zwölffingerdarmgeschwüres: heftige Schmerzen im Oberbauch, besonders rechts von der Mittellinie, Bauchdeckenspannung, aufgehobene oder nur schwache Bauchatmung, Verkleinerung oder völliges Aufgehobensein der Leberdämpfung, Luftsichel unter dem rechten Zwerchfell im Röntgenbild, Facies abdominalis. Ein typisches Zeichen ist das bei der Perforation fehlende Blutbrechen. Es sei darauf aufmerksam gemacht, daß nur das positive Pneumoperitoneum für eine Magenzerreißung beweisend ist, während sein Fehlen nichts gegen eine Perforation aussagt; wenn nämlich die Verletzung klein und dazu noch die Schleimhaut eingekrempelt ist, dann sickert wohl Mageninhalt in die Umgebung, gering ist dagegen der Gasaustritt. Ferner sei darauf hingewiesen, daß der Puls bei der Perforation des Magens und Darmes infolge des Vagusreizes zunächst kräftig und verlangsamt sein kann, klein und beschleunigt wird er erst beim Auftreten der Bauchfellentzündung.

Die *Behandlung* besteht in sofortiger Laparotomie. Kleine Löcher werden, wie ein durchgebrochenes Geschwür, übernäht, bei großen und mehreren muß eine Magenresektion durchgeführt werden. Um Verletzungen der Hinterwand auszuschließen, soll die Bursa omentalis durch teilweise Durchtrennung des Lig. gastrocolicum eröffnet werden. Immer ist an die Mitverletzung anderer Organe zu denken.

Die *Vorhersage* richtet sich nach der Schwere der Verletzung der Magenwand. Liegt nur ein einfacher Bluterguß vor, so sind die Heilungsaussichten natürlich günstig. Nur in seltensten Fällen mag es bei nicht perforierenden Mangenwandverletzungen, den sogenannten Kontusionen, zu Wandabscessen, Magenphlegmonen, Blutungen oder zur Spätperforation kommen. Was die gastrointestinalen Blutungen nach stumpfen Bauchtraumen angeht, so läßt sich ganz allgemein sagen, daß sie im Gegensatz zu den Blutungen in die freie Bauchhöhle selten beobachtet werden. Die weitere Entwicklung hängt dann von verschiedenen Umständen ab, einmal von der Stelle der Zerreißung. Mündet diese in die freie Bauchhöhle, und ist der Ausfluß von Mageninhalt stark, dann folgt mit Sicherheit eine allgemeine Bauchfellentzündung. Liegt sie dagegen in einem abgelegenen Winkel, ist das Loch klein, können sich die Leberunterfläche oder das Netz anlegen und Verwachsungen bilden, sind die Abwehrkräfte des Gesamtorganismus imstande, der Weiterverbreitung der Infektion Einhalt zu gebieten, dann mag ausnahmsweise die stumpfe Bauchverletzung ohne Operation oder auf dem Wege der Eröffnung eines abgekapselten Abscesses gut ausgehen. Diese Möglichkeiten der Naturheilung bestehen manchmal bei Dünn- und Dickdarmverletzung; pathologisch-anatomisch ähneln sie innerhalb der Bauchhöhle den appendicitischen und subphrenischen Abscessen. Bei Verletzung der serosafreien Darmabschnitte bricht die Eiterung gern der Wirbelsäule entlang ins kleine Becken oder in das perirenale Gewebe vor. Magenverletzungen, die alle Wandschichten betroffen haben, sind stets als ernst anzusehen. Weiter ist der Zeitpunkt der Operation nach dem Unfall, der Füllungszustand des Magens, die Art seines Inhalts und die gleichzeitige Verletzung anderer Organe mit zu berücksichtigen.

In diesem Zusammenhang sei noch die primäre *akute Magendilatation* erwähnt, weil sie Folge einer stumpfen Bauchverletzung sein kann. Infolge völligen Tonusverlustes kommt es schnell zu einer starken Erweiterung des Magens. Die Magenschleimhaut sezerniert unnatürlich viel Sekret, die gelähmten Magenmuskeln haben nicht die Kraft, den Mageninhalt darmwärts auszutreiben. Man hat diesen Zustand als Magenschock oder Commotio ventriculi bezeichnet, der neurogenen Ursprungs ist. Es handelt sich immer um Vagotoniker.

Das *Krankheitsbild* äußert sich im Erbrechen großer Mengen dunkelbrauner, säurearmer Flüssigkeit, die nicht stinkend ist. Im Gegensatz zum *arterio-mesenterialen Duodenalverschluß* sind von Anfang an keine Magenbewegungen feststellbar. Die Röntgenübersichtsaufnahme wird stärkste Magenerweiterung zeigen. Der erhebliche Flüssigkeitsverlust führt bald zu beträchtlicher Gewebsaustrocknung, Bluteindickung und Hypochlorämie.

Als *Behandlung* haben sich Magenspülung, Dauersonde durch die Nase, intravenöse Tropfinfusionen, denen Herz- und Kreislaufmittel zugefügt werden, und peristaltikanregende Mittel bewährt. Da sich der arterio-mesenteriale Duodenalverschluß zugesellen kann, erscheint die Lagerungsbehandlung (rechte Seiten-, Bauch- und Knie-Ellenbogenlage) zweckmäßig.

2. Stumpfe Verletzungen des Darmes

Jedes stumpfe Trauma, das den Bauch trifft, kann zu einer *Darmzerreißung* führen, jedoch hat sich bei statistischen Zusammenstellungen gezeigt, daß ganz bestimmten Gewalteinwirkungen beim Zustandekommen eine besondere Bedeutung zukommt. An erster Stelle steht in Friedenszeiten die umschriebene Gewalteinwirkung durch Lenkräder, Puffer und Pferdehufe, dann folgen Sturz aus großer Höhe und Überfahrenwerden als Ursache. Der Mechanismus der Darmzerreißung wurde im allgemeinen Teil bereits erwähnt.

a) Zwölffingerdarm

Fall 7: 17jähriger Junge fuhr mit dem Moped über eine Holzbohle und stürzte. Dabei kam er mit dem Bauch auf sein Fahrzeug zu liegen. Sofort Schmerzen im ganzen Leib, Benommenheit. Einweisung erfolgt zwei Stunden nach dem Unfall durch den Hausarzt.

Befund: Leichte Schockzeichen. Keine äußeren Verletzungen. Spannung des ganzen Abdomen, besonders heftiger Palpationsschmerz im linken Oberbauch. Vereinzelt Darmgeräusche, keine Flankendämpfung.

Durchleuchtung: Keine Luftsichel unter dem Zwerchfell.

Urin: o.B. Blutbild: 98% Hgb., 5,1 Mill. Erythroc., 15000 Leukocyten, Temperatur 38,2 rectal. Bei Beobachtung kein Anhalt für intraabdominelle Blutung, zunehmende Abwehrspannung, Aufhören der Darmperistaltik.

Laparotomie nach vier Stunden: Weitgehender Querriß des Dünndarmes an der Flexura duodeno-jejunalis im Bereich der linken Wirbelkanten. Etwa die Hälfte der Darmwand ist durchtrennt. Sonstiges Abdomen o.B. Es wird, um den Eingriff kurz zu gestalten, das Darmloch durch einschichtige Reihe von Catgutknopfnähten und Zwirnnähten verschlossen, das Wundgebiet durch einen Gelitatampon abgedeckt. Einführung eines Drains, Beschickung der Bauchhöhle mit 1,0 g Streptomycin.

Wiedereinsetzen geregelter Darmtätigkeit am vierten postoperativen Tage, primäre Wundheilung und Entlassung im guten Allgemeinzustand am 20. Krankheitstag.

Gegenüber dem freien Dünndarm weist der *Zwölffingerdarm* durch seine retroperitoneale Lage und durch die in ihn mündenden Ausführungsgänge von Leber und Bauchspeicheldrüse Besonderheiten auf, die ihn anatomisch als selbständigen Darmteil erscheinen lassen. Seine Verletzungen sollen deshalb auch gesondert betrachtet werden.

Durch seine tiefe Lage ist der Zwölffingerdarm gut geschützt, so daß er wenig bei stumpfen Bauchverletzungen beschädigt wird (2 bis 12%). Bevorzugte Stellen sind in der Nähe des Pylorus (Pars descendens) und kurz vor der Flexura duodeno-jejunalis, also an den beiden Stellen, wo der sonst in seinem Verlauf weitgehend fixierte, kurze Darmabschnitt eine etwas größere Bewegungsfreiheit besitzt. Auch sind gleichzeitig entstandene Zerreißungen an beiden eben genannten Stellen beschrieben worden. Zur Quetschungsruptur kommt es, wenn der Körper durch Überfahren eingeklemmt und dabei das Duodenum gegen die starre Wirbelsäule gepreßt wird. Die Berstung ist häufiger. Quere Abrisse werden durch den Zug an Übergangsstellen von dem freien in den fixierten Teil hervorgerufen. Diese erleben wir beispielsweise dann, wenn der Körper aus großer Höhe abstürzt und auf einen Steinboden fällt. Im Augenblick des Aufschlagens wird der mit Inhalt versehene, beweglich aufgehängte Darmabschnitt an einem weiteren Fallen behindert und reißt dann in der Nähe der Anheftungsstelle ein. Besonders unangenehm sind Verletzungen im Bereich der Einmündungsstelle des D. choledochus und pankreaticus.

Die Zerreißungen sind *intra-* und *retroperitoneal* möglich, wobei die Erkennung der erstgenannten wegen der peritonealen Erscheinungen leichter ist. Der Verlauf bei nicht freiem Durchbruch in die Bauchhöhle kann sehr hinterhältig sein. Entsprechend ihrer Lagebeziehung zum Bauchfell sind die meisten Zerreißungen *retroperitoneal*. Durch eine solche Verletzung wird eine offene Verbindung des Darmes mit dem retroperitonealen Raum geschaffen. Es kommt dann zur Durchtränkung dieses Gewebes, zur Phlegmone. Erst in der Folge entsteht von hier aus eine Durchwanderungsperitonitis. Es ist verständlich, daß, solange sich der entzündliche Vorgang weit in der Tiefe hinter dem Bauchfell abspielt, nicht ausgesprochene peritoneale Erscheinungen auftreten können. Infolgedessen werden sie meistens auch erst nach einigen Tagen klinischer Beobachtung erkannt und operiert. Bis 1939 ist über 100 retroperitoneale

Duodenalrupturen berichtet worden, die eine Sterblichkeit von 80% aufweisen. In einer neueren Statistik (KEREMOVA) von 1954 wird sogar eine Mortalität von 90% angegeben.

Für das *Erkennen* einer retroperitonealen Zerreißung des Zwölffingerdarmes gilt in noch weit größerem Maße als bei der gewöhnlichen subcutanen Darmruptur, daß es kein für die Verletzung charakteristisches Zeichen gibt. Bei manchen Fällen tritt nach dem Unfall auf kurze Zeit ein freies Intervall auf. Die laufenden Diastasebestimmungen im Harn geben vielleicht einen Anhaltspunkt über die Höhe der Giftresorption im Retroperitonealraum an; die Verdauungswirkung der Fermente kann nämlich sehr stark sein. Röntgenologisch sieht man gelegentlich eine verwischte rechte Psoaskontur bei krankhaften retroperitonealen Vorgängen. Freies Gas im retroperitonealen Gewebe in der Gegend der rechten Niere kann von großem diagnostischem Wert sein.

Nicht jede stumpfe Duodenalverletzung braucht selbstverständlich eine Perforation zur Folge haben. Es kann auch zu leichteren Wandverletzungen, wie zur sogenannten *Ablederung* führen. Hierbei handelt es sich ebenso wie bei der Schindung und dem subserösen Hämatom um keine Wandzerreißung, sondern um eine verschieden weitreichende Abscherung der Schleimhaut von ihrer zugehörigen Muskelschicht. Infolge der Verletzung von Gefäßen entwickelt sich ein Hämatom zwischen diesen beiden Schichten. Durch das submuköse Hämatom mag es ausnahmsweise zur vollständigen Stenose der Lichtung kommen. Diese Verengung ist natürlich im Röntgenbild feststellbar. Bezeichnend für dieses Krankheitsbild ist die Zeit scheinbarer Besserung. Peritoneale Symptome setzen erst spät ein. Gallig-blutiges Erbrechen gibt einen Hinweis auf die Verletzungsstelle. Die praktisch wichtige Einteilung der Duodenalverletzung in intra- und retroperitoneale ist bei der Ablederung ohne Bedeutung, weil bei ihr das Bauchfell unbeschädigt bleibt.

Die *Behandlung* besteht bei Unmöglichkeit der Darmpassage in der Gastroenterostomie. Nach Resorption des Blutergusses kommt es zur Wiederherstellung regelrechten Durchtritts. Liegt eine Quetschung der ganzen Wand oder einzelner Schichten vor, dann kommt es entweder zur Selbstheilung oder aber allmählich durch die starke Verdauungswirkung der Galle und Pankreassäfte zum Durchbruch.

Große Erfahrung gehört bei der Operation dazu, eine *retroperitoneale* Duodenalverletzung zu erkennen; denn dieser Darmabschnitt macht bei der Besichtigung erhebliche Schwierigkeiten. Gelegentlich ist die Darstellung der Duodenalrückwand durch Mobilisierung von lateral erforderlich. Selbst bei der Operation, wenn der klinische Verdacht einer Duodenalruptur schon besteht, entgeht ein Teil der Verletzungen der Diagnostik infolge ihrer versteckten Lage. So berichtet SÖDERLUND über 29 Fälle, von denen 14 während der Operation unentdeckt blieben und erst autoptisch bestätigt wurden. Daraus erhellt eindeutig die große diagnostische Schwierigkeit der Duodenalverletzung. Ist die Duodenalgegend durch Hämatom oder eitrige Entzündung in größerer Ausdehnung geschädigt, so tut man gut, an einer vom Verletzungsherd weiter entfernten Stelle, nämlich am äußeren Rande des Colon ascendens, den Peritonealschnitt zu führen und sich von hier aus an die Perforationsstelle heranzuarbeiten. Liegt dieselbe am tiefsten Punkt des Zwölffingerdarms, dann wird sie von der Wurzel des Mesenteriums gedeckt. Um einer Verletzung der großen Gefäßstämme aus dem Wege zu gehen, muß ausnahmsweise der Zugang unterhalb des Mesocolon gewählt werden.

Ein auf Duodenalverletzung hinweisendes *Zeichen* bei der Operation ist die grau-grüne Verfärbung des Peritonealüberzuges; das Retroperitoneum selbst ist grünlich durchtränkt, zeigt möglicherweise blasige Infiltration, Hämatome und Ödeme. Die sulzige Beschaffenheit der Duodenalwand verlangt weitere Nachschau. Bei Verletzung des Dickdarmes im Bereich der Flexura hepatica ist es notwendig, genau den retroperitonealen Abschnitt des Zwölffingerdarmes darzustellen, weil durch die Dickdarmverletzung eine Duodenalschädigung verschleiert werden kann.

Die *operative Behandlung* besteht in der Naht der Rißstelle. Doch muß dem gleich hinzugefügt werden, daß die Darmwand meist so geschädigt ist, daß die Zuverlässigkeit der Nähte in Frage gestellt ist. Das Fehlen der Serosa im Retroperitonealraum macht außerdem jede Darmnaht unsicher. Dann muß darauf hingewiesen werden, daß unter Berücksichtigung der Druckverhältnisse im Duodenum die Aussichten der Heilung ebenfalls schlecht sind. Auf Grund dieser Erfahrungen kann die bloße Übernähung nicht das Verfahren der Wahl sein. Die einfache Gastroenterostomie bedeutet bei durchgängigem Pylorus keine genügende Entlastung und Ruhigstellung des schwer geschädigten Darmabschnittes. Wenn es der Zustand des Verletzten erlaubt, dann soll das Duodenum blind verschlossen und eine Resektion nach BILLROTH II mit antecolischer Gastroenterostomie und Braunscher Anastomose gemacht werden. Dieser Eingriff gewährleistet am ehesten eine völlige Entlastung des Duodenalschenkels; denn die klinischen Erfahrungen haben gelehrt, daß die gelegentlich bei schwierigem Duodenalverschluß auftretenden Stumpffisteln bei diesem Operationsverfahren am besten abheilen. Bei der Pylorusausschaltung besteht, auch ohne Anlage dazu, die Gefahr eines späteren Ulcus pepticum jejuni, ebenso bei der einfachen Gastroenterostomie, bei der außerdem noch die Möglichkeit der zunehmenden Duodenalstenose an der Verletzungsstelle vorhanden ist. Das Operationsgebiet zu tamponieren, hat nicht viel Zweck, wichtig ist vom Rücken aus breite Incision und Drainage des Retroperitoneum, um der so gefürchteten retroperitonealen Phlegmone aus dem Wege zu gehen. Die Incisionsstelle legt man am zweckmäßigsten in die Gegend des rechten oberen Nierenpols, weil eine Drainage medial von der Niere wegen der Nähe der Vena cava zu gefahrvoll, bzw. undurchführbar ist. Diese Gefahr ist deshalb so groß, weil infolge des im Retroperitonealraum fehlenden Heilschutzes des Bauchfelles die Infektion sich schneller als in der Bauchhöhle auszubreiten vermag. Ohne Ausweichmöglichkeit verursacht die Phlegmone bald eine Durchwanderungsperitonitis, die mit Sicherheit zum Tode führt. Entsteht, wie es häufig der Fall ist, eine Fistel, so ist das nicht schlimm, vielmehr stellt sie zunächst eine Entlastung des Darmes dar. Im Laufe der Zeit schließt sie sich erfahrungsgemäß von selbst. Zur weiteren Entlastung des geschädigten Darmes ist das Fasten wichtig, weil dadurch außer der Lahmlegung der Darmpassage Leber und Bauchspeicheldrüse weniger zur Sekretion angeregt werden.

Zusammenfassend lassen sich je nach Schwere der Verletzung folgende operative Verfahren angeben:

1. Die einfache Übernähung.

2. Übernähung und gleichzeitig Entlastung durch eine Gastroenterostomie.

3. Resektion des Magens nach BILLROTH II (wie bei einem tiefsitzenden Ulcus duodeni), z. B. bei komplettem Abriß des Duodenum im Bulbus.

Die Vorteile der einfachen Übernährung bestehen hauptsächlich in der Kürze des Eingriffes, Nachteile sind die Gefahr der späteren Stenosierung, Nahtinsuffizienz und Peritonitis oder einer Duodenalfistel. Da jedoch die Duodenalruptur in den seltensten Fällen die einzige zu versorgende Verletzung ist, ist die Kürze des Eingriffes durch einfache Übernähung vielfach lebensnotwendig.

Die in Vorstehendem aufgezeigten Schwierigkeiten in Diagnostik und Therapie machen es wohl ohne weiteres verständlich, daß die Duodenalverletzungen die schlechtesten Erfolgsaussichten und die bei weitem größte Mortalität haben.

b) Dünndarm

Fall 8: Ein 67 jähriger Mann wurde im betrunkenen Zustand auf der Straße aufgefunden und daraufhin zu uns eingeliefert. Einzelheiten über den Unfallhergang blieben unbekannt.

Befund: Bewußtlosigkeit, starker Alkoholgeruch der Atemluft, große Platzwunde am Hinterkopf, Bruch des rechten Unterschenkels.

Während die Wundversorgung am Kopf, die Reposition und Fixierung des Unterschenkelbruches sofort nach der Einlieferung erfolgten, zeigten sich erst am nächsten Tage, als der Verletzte wieder weitgehend geistig klar war, die Zeichen einer stumpfen Bauchverletzung in Schmerzen, Bauchdeckenspannung, Brechreiz, Temperatur- und Leukocytenerhöhung. Die daraufhin durchgeführte Laparotomie ergab bereits eine Bauchfellentzündung mit trübem Exsudat. Als Ursache fand sich ein Loch von 1 cm Durchmesser am unteren Ileum, das quer zur Darmachse zweifach übernäht wurde. Die Peritonitis ließ sich mit Hilfe von Antibiotica und darmanregenden Mitteln beseitigen, die Bauchdeckenwunde heilte jedoch sekundär. In der Folgezeit mußte der subcapitale Schienbeinstückbruch wegen Abweichens blutig reponiert und durch zwei Rushpins fixiert werden.

Die Verletzungen des *Dünndarmes* machen unter denen des Magen-Darmschlauches den größten Teil aus. Als Erklärung für diese Tatsache wird die große Längenausdehnung des Dünndarmes gegenüber dem Dickdarm angegeben. Dann liegt der Dünndarm für gewöhnlich in der Mitte des Bauches, er bietet also eine bedeutende Angriffsfläche für eine Gewalteinwirkung dar. Ferner findet sich ein großer Teil seiner Schlingen vor der vorspringenden Wirbelsäule und ist bei stumpfer Gewalteinwirkung der Zerquetschung ausgesetzt. Der Dickdarm dagegen ist weitgehend durch Rippenbogen und Beckenring geschützt. Andererseits ist die Zerreißungsgefahr bei Dünndarmverletzungen trotz starker Gewalteinwirkung wegen der leichteren Ausweichmöglichkeit nicht so groß wie beim Dickdarm.

Durch eine umschriebene Gewalt kommt es, wenn die Kraft tangential einwirkt, meist zur Zerreißung, bzw. zum Abriß, und zwar besonders an den festen Punkten, wie oberstes Jejunum und unterstes Ileum. Die Mehrzahl der Dünndarmverletzungen findet sich im freien Ileumabschnitt. Die

Einrisse werden hauptsächlich an der Konvexität, vereinzelt aber auch am Mesenterialansatz festgestellt. Quere Abreißungen sind am Ileum selten. Als bevorzugter Ort für sie ist die oberste Jejunumschlinge anzusehen. Die Darmschädigungen betreffen in der Regel nur eine Stelle, im Gegensatz zu den Schuß- und Stichverletzungen des Dünndarmes.

Die *Erkennung* einer Darmzerreißung mag in den ersten Stunden nach der Verletzung erhebliche Schwierigkeiten bereiten; denn Schock, schmerzhafte Bauchdeckenspannung und Erbrechen können auch ohne innere Verletzung — nur durch Schädigung der Bauchdecken hervorgerufen — auftreten. Es gibt auch beim Vergleich mit den anderen inneren Organverletzungen zunächst kein sicheres Kennzeichen für eine Darmverletzung. Die klinische Erfahrung hat gelehrt, daß trotz vorhandener Zerreißung keineswegs immer sofort nach dem Unfall Darminhalt in die freie Bauchhöhle auszutreten braucht. Nur so ist es zu erklären, daß man anfangs heftige Schmerzen, die den Ausdruck der peritonealen Reizung darstellen, gelegentlich vermißt. In den Fällen, in denen ein schwerer Schockzustand vorhanden ist, darf das Fehlen oder nicht ausgeprägte Vorhandensein peritonealer Erscheinungen nicht ohne weiteres als günstiges Zeichen angesehen werden, weil nämlich der Schock die Schmerzen herabsetzen kann. Nach wenigen Stunden kommt es jedoch zur Zunahme von örtlichen und allgemeinen Erscheinungen. Einem einmaligen Erbrechen bald nach dem Unfall ist nicht allzugroßes Gewicht beizulegen. Wiederholt es sich aber mehrmals, und dehnt es sich über die nächsten Stunden aus, so stellt es ein wichtiges Zeichen dar. Erstmaliges Erbrechen einige Stunden nach der Verletzung darf nicht übersehen werden, galliges Erbrechen spricht für Verletzungen hoher Dünndarmschlingen.

Vorausgesetzt, daß keine Thoraxverletzungen vorhanden sind, und daß eine Nierenverletzung ausgeschlossen werden kann, handelt es sich wahrscheinlich unter folgenden Umständen um einen Darmriß:

1. Wenn schwere Bauchschmerzen länger als 6 Stunden nach einer Gewalteinwirkung andauern und mit folgenden Erscheinungen einhergehen: a) Erbrechen, besonders gallig gefärbtes; b) allmählich ansteigende Pulsfrequenz; c) andauernde lokale Abwehrspannung, die zur Ausbreitung neigt; d) tiefer, örtlicher Druckschmerz mit oberflächlicher Atmung.

2. Wenn Leibschmerzen zwar fehlen oder sehr gering sind, keine zunehmende Anämie festgestellt werden kann, jedoch die Pulsfrequenz Stunde für Stunde ansteigt und der Kranke ruhelos und matt ist.

Man sollte nicht versäumen, durch Untersuchung vom Mastdarm aus den Douglasschen Raum auf seine Druckempfindlichkeit zu prüfen. Zeigt sich bei der Röntgenaufnahme des Leibes eine Luftschicht unter dem rechten Zwerchfell, so kann diese als eindeutiges Zeichen einer Magen-Darmzerreißung angesehen werden. Findet sich auf der Übersichtsaufnahme eine Erweiterung des Dünndarmes, so spricht diese Feststellung für eine Störung des nervösen Plexus, durch retroperitoneales Hämatom entstanden, und nicht für eine Verletzung des Dünndarmes selbst. Kontusionen des Darmes, bei denen sich ein Bluterguß in der Darmwand ohne

Verletzung der Serosa oder Schleimhaut entwickelt hat, pflegen für gewöhnlich auf konservative Mittel (Eisblase auf den Leib, Ruhigstellung des Darmes) bald auszuheilen; Spätperforationen und *Narbenstenosen* stellen zwar eine Ausnahme dar, werden aber in der Literatur mehrfach erwähnt. Etwa 30 Fälle späterer Narbenstenose, ausschließlich im Bereich des Dünndarmes, sind beschrieben worden. Ihre Erwähnung ist vor allem aus versicherungsmedizinischen Gründen von Wichtigkeit. Der Zwischenraum bei den meisten Spätperforationen betrug einige Tage bis zu 6 Wochen. Gelegentlich dürfte wohl der Entstehungsmechanismus einer Darmwandnekrose der gleiche wie derjenige des Herzinfarktes bei der Commotio cordis sein.

Die *Behandlung* besteht in der Anfrischung der Ränder und der einfachen Übernähung quer zur Längsachse des Darmes, bei größeren und vielfachen Verletzungen in einem umschriebenen Darmabschnitt und bei Stenosegefahr in der Resektion. Bei sehr schlechtem Zustand des Verletzten begnügt man sich mit der Vorlagerung des Darmes. Die Fistel soll jedoch, sobald es der Zustand des Verletzten erlaubt, wegen des großen Flüssigkeits- und Säfteverlustes wieder geschlossen werden.

Die *Vorhersage* jeder Dünndarmzerreißung ist als ernst anzusehen. Je schneller operiert wird, um so günstiger sind die Erfolgsaussichten. Deshalb sollte man trotz oder gerade wegen der Unsicherheit der Diagnose in den ersten Stunden nach der Verletzung sich mehr, als es üblich ist, zur Probelaparotomie entschließen. Bei mehrfacher Verletzung des Darmrohres oder Mitverletzung anderer Organe der Bauchhöhle sind die Heilungsaussichten natürlich noch schlechter zu beurteilen. Wenn auch bei Magen-Darmverletzungen frühzeitig Verklebungen auftreten mögen, so genügen sie nur ausnahmsweise, um einen endgültigen Verschluß der Verletzungsstelle zu gewährleisten.

c) Wurmfortsatz

Schwere Verletzungen des *Wurmfortsatzes* sind außerordentlich selten. Meist handelt es sich um unvollständige Risse mit Verletzung des Mesenteriolum. Zu dieser Schädigung kommt es am ehesten, wenn ein Schlag den auf der Beckenschaufel liegenden Wurmfortsatz trifft. Vollständige Abrisse sind bei nach überstandener Entzündung fixierten und abgeknickten Wurmfortsätzen vereinzelt beschrieben worden. Ebenso findet mehrfach das Bild der sogenannten „traumatischen Appendicitis"Erwähnung, eines Krankheitsbildes, das wie eine akute Appendicitis örtliche Beschwerden mit Druck- und Loslaßschmerz am Mac Burneyschen Punkt im Anschluß an Prellungen, Boxschläge in den Leib und ähnliche Traumen verursachen soll.

d) Dickdarm

Die Verletzungen des *Dickdarmes* können vollständig und unvollständig sein. Dabei ist zu berücksichtigen, daß die unvollständigen — wie Einriß in der Taenia oder Serosa bei unversehrter Schleimhaut — fast ebeno ernst wie die vollständigen sind; denn nach Entblößung des Bauchfellüberzuges kommt es zur Durchwanderung von Keimen, die eine schleichende Peritonitis hervorrufen. Die gewissenhafte Versorgung der „nur" serosageschädigten Stellen des gesamten Magen-Darmschlauches ist nicht nur wegen der augenblicklichen, sondern auch wegen der späteren Gefahr der Verwachsungen, die Ursache eines Darmverschlusses werden können, durchaus notwendig. Eigentliche Berstung ist auch bei gefülltem Dickdarm selten, jedoch mehrfach beschrieben. So veröffentlichte MOSER einen Fall, wo es bei einer 74jährigen Frau nach Sturz aus geringer Höhe zum Vorfall von 1 m Dünndarm durch den Anus kam. Die sofort durchgeführte Laparotomie ergab einen Einriß des Dickdarmes am Übergang vom Sigma zum Rectum, durch den der Dünndarm in das Rectum ausgetreten war. Der Riß wurde nach Reposition und Reinigung des Dünndarms genäht, die Frau geheilt. Weitere 5 Beispiele ähnlicher Art sind bekanntgeworden. Außer der Berstung kommen auch noch Quetschungsverletzungen vor.

Das *Erkennen* stützt sich auf die gleichen Zeichen wie bei den Dünndarmverletzungen, wenn auch bei retroperitonealen Wandverletzungen die Erscheinungen langsamer deutlich werden. Bei der *Operation* muß man sich möglicherweise zur Darstellung der Hinterwand des Colon ascendens und descendens entschließen, um retroperitoneale Wandverletzungen auszuschließen und um retroperitoneale Hämatome auszuräumen. Bei ihnen droht im Bereich der kräftigen Lendenmuskeln die Gefahr der Kotphlegmone oder Kotabscesse.

Das Aufsuchen und die Versorgung der bauchfellfreien Teile des auf- und absteigenden Dickdarmes erfolgt durch parallel zum Darm geführten Einschnitt ins Bauchfell, und zwar an der Stelle, wo das Gewebe blutig oder ödematös aufgelockert, blasig und graubraun verfärbt ist. Verletzungen im Bereich der Flexura lienalis sind am schwersten der Sicht des Operateurs zugänglich, infolgedessen am schwierigsten zu erkennen und zu versorgen. Als sicheres Zeichen einer perforierenden Dickdarmverletzung muß der Kotgeruch gewertet werden. Sorgfältiges Abstopfen, um jede unnötige Verschmutzung der Bauchhöhle zu vermeiden, ist dringend erforderlich.

Die *Behandlung* besteht in der dreifachen Übernähung der Rißstelle und der Fingerdehnung des Sphincter ani, um den Sphinctertonus für einige Zeit ganz auszuschalten. Sie stellt ein wirksames Nachbehandlungsmittel gegen die Blähungsbeschwerden der ersten Tage dar. Es muß natürlich schonend gedehnt werden, in der Hauptsache nur der Sphincter externus. Bei zweifelhafter Naht und umschriebener Bauchfellentzündung tut man gut, die Nahtstelle ganz oder teilweise ins Bauchfell einzunähen. Die Heilung auf dem Wege einer Kotfistel nimmt man dabei gerne in Kauf. Größere Dickdarmbeschädigungen sucht man in der doppelflintigen oder einfachen Vorlagerung des Darmes in die Bauchdecken zu meistern.

Einrisse des Rectum in Höhe der Douglasfalte lassen sich nach Beckenhochlagerung in der Regel gut darstellen und versorgen. Ist es durch den zerbrochenen Beckenring zur Anspießung des Mastdarmes gekommen, dann legt man zwecks Vorbeugung einer Kotphlegmone im kleinen Becken eine Sigmoidfistel an. Außerdem muß man in der gleichen Sitzung

das kleine Becken von hinten unter teilweiser Resektion des Os sacrum —
wie beim Mastdarmkrebs — breit eröffnen, um die geschädigte Darmwand
zu übernähnen und genügende Abflußmöglichkeiten zu schaffen. Schwerste Mastdarmzerreißungen, wie sie dem Kriegschirurgen bei Schußverletzungen des Mastdarmes geläufig waren, sieht man nämlich ausnahmsweise bei Beckenringbrüchen. Die alleinige Anlegung einer Darmfistel
genügt also nicht, was eindringlich betont sei.

Die *Prognose* der Dickdarmverletzungen ist trotz frühzeitiger Operation und hoher Gaben von Breitband-Antibiotica immer noch wegen der
schwer zu beherrschenden Coliinfektion schlecht. Die Sterblichkeit beträgt fast 50%.

Nicht unerwähnt lassen möchten wir die *traumatische Darmatonie*. Die Fälle, die
dieses Krankheitsbild zeigen, erregen dadurch besonderes Interesse, daß sie sich im
Anschluß an die Verletzungen entwickeln, die die Bauchhöhle selbst oder deren
nähere Umgebung gar nicht betroffen haben. Eine sichere Erklärung für dieses eigen-
artige Krankheitsbild gibt es bis jetzt nicht. Am wahrscheinlichsten dürfte noch die
Ursache in kleinsten Fettembolien zu suchen sein, die das Lungenfilter durchwan-
dern und dann in die großen Darmarterien hineingelangen, wo sie darmlähmend
wirken. Außer einer hochgradigen Darmlähmung fand sich bei den im Schrifttum
erwähnten Fällen weder in noch hinter der Bauchhöhle ein krankhafter Befund.
Möglicherweise ist die Lähmung auch nervösen Ursprungs, und zwar durch fort-
geleitete Erschütterung der Nervenknoten im Bauch hervorgerufen.

Stumpfe Verletzungen des Mesenteriums,
Mesocolons und des Netzes

Fall 9: Ein 6jähriges Mädchen wird vom Erntewagen überfahren. Einlieferung
mit nur mäßigen Schockzeichen ohne Bewußtseinstrübung. Mit Ausnahme eines
großflächigen Hämatoms der linken Unterbauchseite keine äußeren Verletzungen.
Palpationsschmerzhaftigkeit im Hämatombereich, bei Ablenkung keine Abwehrspannung. Hgb. 86%, Ery. 4,9 Mill., Leuko. 28000, kein Fieber.

Blutbildkontrolle in 4stündigen Abständen zeigt keine Befundänderung. Eine
intraabdominelle Blutung ist daher unwahrscheinlich. Es wird unter der Annahme
einer isolierten Bauchdeckenverletzung abgewartet.

Nach 10 Stunden! Anstieg der Temperatur auf 39 Grad, Ausbildung diffuser
Bauchdeckenspannung. Kleiner- und Schnellerwerden des Pulses. Nun erfolgt sofort
Laparotomie:

Dabei ergibt sich ein 20 cm *langer Abriß des Mesenteriums* mit kleinem Einriß des
Dünndarmes an einer Stelle und Ausbildung einer generalisierten Peritonitis. Der
von der Versorgung abgetrennte Darmabschnitt zeigt nur leicht livide Verfärbung,
so daß man mit seiner Erholung rechnen kann. Übernähung des Defektes, Anheftung
des Mesenteriums, schichtweiser Bauchdeckenverschluß.

Trotz chirurgischer Versorgung und intensiver antibiotischer Nachbehandlung
per infusionem führte die Verletzung unter den Zeichen unbeeinflußbaren Kreislauf-
versagens — wohl mit infolge der starken Irritation des vegetativen Gefäßnervensystems — am folgenden Tage zum Exitus letalis.

Mesenterial-, Mesocolon- und Netzeinrisse können zu starken Blutungen
und Ernährungsstörungen des Darmes führen, die den baldigen Tod bewirken. Ferner sind Fälle beobachtet worden, wo zunächst die Blutung
durch Thrombosierung stand, aber einige Tage später erneut eine schwere
Blutung erfolgte. Blutungen zwischen die Mesenterialblätter zeigen
mit Vorliebe das Bild des *paralytischen Ileus*. Auch Invaginationen

von Dünndarmschlingen in ein durch Verletzung der Mesenterialwurzel entnervtes und atonisches Darmstück sind, bis zu 48 Stunden nach dem Trauma, beschrieben worden. Die Zerreißung des Gekröses pflegt, wie bereits bei den Dünndarmverletzungen erwähnt wurde, in zwei Richtungen zu erfolgen, entweder gleichlaufend zur Darmachse oder senkrecht dazu. Geschieht sie gleichlaufend zur Darmachse, so reißt mit Vorliebe ein ganzes Darmstück, meist mitsamt einem Teil des dazugehörigen Mesenteriums ab. Auch kann dieser Mechanismus zur Bildung querer Löcher im Gekröse nahe der Wurzel führen. Bei der senkrechten Zugwirkung entstehen neben dem teilweisen oder vollständigen queren Darmabriß gern radiär verlaufende Mesenterialabrisse. Infolge Fehlens einer erheblichen Blutung wird zunächst das ernste Krankheitsbild des Mesenterialabrisses, das besonders beim Überfahrenwerden aufzutreten pflegt, gelegentlich verschleiert. Erst nach 3 bis 5 Tagen kommt es infolge der Gefäß- und Ernährungsstörungen zum Brand des Darmes; die zu diesem Zeitpunkt ausgeführten Operationen können vielleicht noch Hilfe bringen, während weiterhin abwartende Behandlung mit Sicherheit zum Tode führt.

Alle Lücken im Mesenterium und Netz verlangen den Verschluß wegen der Verblutungsgefahr und der späteren Möglichkeit der Darmeinklemmung. Große subseröse und zwischen den Mesenterialblättern gelegene Blutergüsse sollte man soweit wie möglich ausräumen, um eine Ernährungsstörung des zugehörigen Darmabschnittes durch sie zu verhindern. Im Anschluß an Mesenterialrisse kommt es verhältnismäßig häufig zu Dünndarmverengungen; Netzeinrisse können später infolge ihrer durch Ernährungsstörungen hervorgerufenen narbigen Veränderungen zum Strangulationsileus führen.

Stumpfe Verletzungen der Bauchgefäße

Pfortader-Verletzungen, sowie die der *Vena cava* und der *Aorta abdominalis* sind durchweg so schwer, daß sie den sofortigen oder baldigen Tod zur Folge haben. Und doch ist über vereinzelte retroperitoneale Aorta- und Cava-Zerreißungen berichtet worden, die einige Tage am Leben blieben. Beobachtungen sowohl über sie, als auch über leichte Gefäßschädigungen sind in der Hauptsache von Pathologen und nicht von Chirurgen gesammelt worden. Arterienverletzungen kommen bei älteren Menschen mit arteriosklerotischen Gefäßveränderungen häufiger als bei jüngeren vor. Überhaupt entstehen Aortenrupturen meist auf dem Boden krankhafter Wandveränderungen aus oft geringer traumatischer Ursache (Arteriosklerose, luische und andere Aneurysmen). Nur bei schwersten Traumen reißt die gesunde Aorta. Das Vorkommen einer echten, primär-traumatischen Aortenruptur ist daher viel seltener als das Ereignis einer „pseudotraumatischen Aortenruptur".

Die Zerreißung wird zumeist im Anfangsteil der Aorta, im Isthmusbereich, gefunden. Dort ist wegen der Narbe des D. Botalli der Ort des geringsten Widerstandes. Sie kommt gelegentlich aber auch im abdominalen Abschnitt der Hauptschlagader vor. Als auslösende Ursache ist bei der isolierten, primärtraumatischen Aortenzerreißung nur Sturz aus sehr großer Höhe bekannt. Nicht lebensbedrohliche Verletzungen können in Intimaruptur bestehen, die entweder vollständig ausheilt oder zur Thrombose (Pfortaderthrombose, Nierenvenenthrombose) führt. Ist neben der Intima auch die Media verletzt, so ist der günstige Ausgang die Thrombose mit folgender Organisation des Gerinnsels,der gefährliche die Aneurysmabildung. Die Verletzung aller Wandschichten kann in einer seitlichen Wunde oder in der vollständigen Durchtrennung bestehen. Ohne chirurgisches Eingreifen ist ein Blutungsstillstand infolge Gefäßretraktion, zeitweiligen Blutdrucksenkens und starken Außendruckes nur bei kleineren Gefäßen möglich. In Kliniken, die Erfahrungen in der Gefäßchirurgie besitzen und außerdem über eine Gefäßbank oder alloplastischen Gefäßersatz verfügen, ist es möglich, daß primäres Auswechseln geschädigter Gefäßabschnitte noch Rettung bringen kann. So berichtete HEBERER aus der Marburger Klinik kürzlich über einen 49jährigen Mann, bei dem es nach stumpfem Bauchtrauma durch Hufschlag zu einem thrombotischen Verschluß der rechten A. iliaca ext. gekommen war. Durch End-zu-Seit-Transplantation mit einem 18 cm langen homoioplastischen Arterientransplantat gelang die Wiederherstellung der arteriellen Strombahn und damit die Beseitigung der schmerzhaften Claudicatio intermittens. In Fällen, bei denen die Gefäßwand nur teilgeschädigt ist und — evtl. bei schon sichtbarer Ausbildung eines pulsierenden Hämatoms — die tödliche zweizeitige Perforation droht, kann der sofortige Transport des Kranken in eine gefäßchirurgische Klinik lebensrettend sein. Die Folgeerscheinungen nach Gefäßverletzungen (Aneurysma) können ausnahmsweise gutachtlich eine Rolle spielen.

Chylusgefäße reißen höchst selten ein, infolgedessen ist den meisten Ärzten das Bild des chyloesen Ascites unbekannt. Die Diagnose wird durch die Probepunktion, die milchige Flüssigkeit mit Fett, Eiweiß und Zucker ergibt, und durch Fettröpfchenausscheidung im Urin geklärt. Die Heilungsaussichten sind günstig zu beurteilen, weil der Druck der ergossenen Flüssigkeiten des öfteren zur Spontanheilung führt. Bei der Entleerung des Ascites muß langsam abgesaugt werden, weil es sonst bald zur Wiederansammlung kommt. Die Therapie besteht in langdauernder Fastenkur.

Stumpfe Verletzungen der weiblichen Unterleibsorgane

Die intraabdominelle Lagerung der *weiblichen Unterleibsorgane* hat zur Folge, daß auch sie bei stumpfen Bauchtraumen der Verletzung ausgesetzt sind. Es bestehen darüber in der Literatur eine Reihe von kasuistischen Beiträgen.

Zu den häufigeren Vorkommnissen dieser Art gehört die Gewebsquetschung der Vulva und Scheide, die leicht zur Ausbildung großer Hämatome führt. Auch suprasymphysäre Bauchdeckenhämatome und parametrane Hämatome werden beobachtet. Sie können sich in dem bindegewebigen periuterinen Gebiet leicht zu beachtlicher Größe entwickeln. Ursachen sind Sturz beim Fensterputzen, Fall von Leitern und Erntewagen, Turnverletzungen (Barren). Von der operativen Beseitigung von Hämatomen in diesem Bereich soll man möglichst absehen, selbst wenn die resorptive Behandlung sehr lange dauert. Sie führt jedoch in praktisch allen Fällen zu völliger Heilung ohne große Narbenbildung.

Cystische oder schlaffe parenchymatöse Geschwülste der Ovarien sind bei stumpfer Gewalteinwirkung ebenfalls gefährdet. Sie können platzen, oder es kann bei gestielten Tumoren zur plötzlichen Stieldrehung kommen. Auch das Bersten gestauter Venen bei einem Uterus myomatosus mit tödlicher Blutung wurde beobachtet.

Endometriosen entstehen zwar auch spontan, ihr Aufkommen aus traumatischer Ursache (durch Verschleppung von Uterusschleimhaut bei Uterusverletzungen) ist jedoch anerkannt, wenn auch sicher sehr selten, da an sich stumpfe Verletzungen der Gebärmutter einmal wegen der geschützten Lage im kleinen Becken, dann aber auch wegen der Kleinheit des muskulösen Hohlorganes Raritäten sind. Die Art des Eingriffs — Übernähung oder Amputation — hängt von dem Alter der Frau und der Schwere der Verletzung ab.

Eine besondere und für die betreffende Frau oft doppelt schwerwiegende Bedeutung hat die stumpfe Verletzung in der *Schwangerschaft*. Der schwangere Uterus ist, zunehmend mit der Dauer der Gravidität, gefährdet. Trotzdem sind Verletzungen in der Schwangerschaft relativ viel seltener als außerhalb derselben, weil erfahrungsgemäß der Selbstschutz der werdenden Mütter besonders groß ist.

Der Rupturmechanismus ist meist als eine Art Sprengwirkung aufzufassen. Aber auch bei geringer Gewalt kann es durch den „contrecoup-Mechanismus" zur Zerreißung kommen. Die entsprechenden Symptome sind: plötzlicher Schmerz und Blutung nach innen und nach außen. Die Zerreißung kann so erheblich sein, daß die Frucht durch die Perforationsöffnung austritt. LEOPOLD beobachtete einen Fall von völliger Verlagerung eines Feten im 9. Schwangerschaftmonat in die Bauchhöhle bei in Situ belassener Placenta. Da der Uterus sich nach dem Durchtritt der Frucht wieder zusammenschob, wurden größere Blutungen vermieden. Die Verletzte konnte gerettet werden.

Das Ingangkommen der Geburt durch traumatisch bedingten, vorzeitigen Blasensprung, die vorzeitige Placentalösung durch Trauma und der Eintritt einer Fehlgeburt sind beschrieben worden. W. SCHULTZ beobachtete die Unterbrechung einer Schwangerschaft in den ersten Monaten durch ein Trauma des Ovars. Man soll jedoch gerade bei der Frage des Zusammenhanges zwischen Abort und Unfall sehr skeptisch sein (Omnis abortus mendax). Erfahrungsgemäß schieben viele Frauen den „*metatraumatischen Abort*" einer stumpfen Bauchverletzung zu. Es ist andererseits beobachtet worden, daß selbst direkte Schädigung des Uterus (Mistgabelstich, Pfählungen) die Schwangerschaft unbehelligt gelassen haben. Die Blutfülle des Organes in der Gravidität erklärt die große Regenerationsfähigkeit bei Verletzungen.

In diesem Zusammenhang ist zu erwähnen, daß während einer Schwangerschaft nicht nur der Uterus selbst, sondern alle Organe der Bauchhöhle mehr als normal gefährdet sind, weil das Gewebe, beispielsweise von Milz und Leber, allgemein weich, aufgelockert und blutreich ist und die Kapsel in dieser Zeit schon normalerweise unter erhöhter Spannung steht, so daß bei zusätzlicher äußerer Belastung leichter Zerreißungen auftreten. So haben wir selbst eine Frau behandelt, die sich im 5. Schwangerschaftsmonat aus geringfügiger Ursache eine Milzzerreißung mit schwerer Blutung zuzog.

Ratschläge zum ärztlichen Handeln
bei stumpfen Bauchverletzungen

Nach Abschluß der Einzelbetrachtungen aller möglichen Verletzungen bei stumpfen Traumen erscheint es angebracht, die Konsequenzen, die sich für das Eingreifen des Arztes in diagnostischer und therapeutischer Sicht ergeben, noch einmal zusammenfassend darzulegen und die Regeln zu erörtern, die insbesondere für die Laparotomie gültig sind.

Wie aus allem bisher Gesagten ersichtlich, zeigt sich, daß selbst in gutgeleiteten, neuzeitlichen Krankenanstalten, trotz großer Fortschritte in klinischer, labortechnischer und röntgenologischer Hinsicht und ausreichender fachärztlicher Versorgung des öfteren keine genaue Organdiagnose möglich ist und die Sterblichkeit bei denen nach der Regel der Chirurgie Versorgten wenigstens 20% beträgt. Diese Feststellungen beweisen, in welch schwieriger Lage sich der *praktische Arzt* befindet, der den Verletzten meist ganz zu Anfang oder zufällig in einem schmerzfreien Abschnitt nur kurz sieht, in dem die Schwere der Verletzung häufig noch nicht zu beurteilen ist. Von seinen Maßnahmen hängt das Schicksal des Verletzten in erster Linie ab. Er darf nicht warten, bis genügend Zeit zur Ausbildung deutlicher klinischer Zeichen verstrichen ist, sondern muß unter Berücksichtigung der Schwierigkeiten in der Erkennung und Wichtigkeit des frühzeitigen Operierens den Menschen mit stumpfen Bauchverletzungen möglichst bald ins Krankenhaus einweisen. Der Abtransport darf durch ihn auch dann nicht hinausgezögert werden, wenn er die unklare Diagnose „Schock" stellt. Die Einweisung sollte zunächst auf die nächstgelegene chirurgische Abteilung eines allgemeinen Stadt- oder Kreiskrankenhauses oder einer Universitätsklinik erfolgen, nicht jedoch — auch bei Arbeitsunfällen — in die von den Berufsgenossenschaften jetzt mancherorts errichteten sogenannten Unfallkliniken, einfach aus dem Grunde, weil wir der Auffassung sind, daß es zur operativen Behandlung stumpfer Bauchverletzungen bei der Fülle der hier beschriebenen Möglichkeiten und Überraschungen auf die sichere Beherrschung der allgemeinen Bauchchirurgie — das tägliche Brot des Chirurgen — weit mehr ankommt als auf Spezialkenntnisse und -einrichtungen für die Behandlung von Frakturen, Luxationen und anderen Unfallschäden. Bei aller Anerkennung der therapeutischen Möglichkeiten und ärztlichen Erfahrungen in solchen Spezialkliniken für die Mehrzahl der Unfallverletzten sind die stumpfen Bauchverletzungen u. E. hier auszunehmen.

Die zweite Forderung, die wir Chirurgen einem praktischen Arzt stellen müssen, ist die, das in der Entwicklung begriffene Krankheitsbild nicht durch Morphinpräparate zu verschleiern, bevor es geklärt ist; ist doch, wie wir immer wieder gesehen haben, das Erkennen der *frühen* Veränderungen und nicht das der ausgeprägten Krankheitsbilder ausschlaggebend für den Erfolg. Damit hat der praktische Arzt seine Aufgabe erfüllt. Es schadet weder seinem Rufe noch der Gesundheit des Verletzten, wenn sich die Krankenhausaufnahme späterhin als überflüssig herausstellt.

Die weitere Betreuung liegt in der Hand des Chirurgen; selbst ihn, den Erfahrenen, stellen die stumpfen Bauchverletzungen immer wieder vor neue Schwierigkeiten; denn die für die einzelnen Organverletzungen kennzeichnenden frühzeitigen Symptome, wie wir sie beschrieben haben, sind nicht regelmäßig vorhanden; andere Krankheitserscheinungen, wie beispielsweise das freie Intervall, Darmlähmung und Leukocytose sind nicht immer für eine Organdiagnose verwertbar, weil sie Ausdruck verschiedener Organverletzungen sein können. Daß die als wichtiges Merkmal beschriebene Bauchdeckenspannung nicht immer eine intraperitoneale Verletzung beweist, wurde an den entsprechenden Stellen (Bauchdecken-, Nieren- und Brustkorbverletzungen) erwähnt. Außerdem kann das Krankheitsbild noch durch Schock-Kollapssyndrom oder Nebenverletzungen (Hirntraumen) verschleiert und überlagert sein.

Für die Behandlung sind die Feststellung und Versorgung des *Ausgangsherdes* das Wichtigste. Hat man mit Sicherheit oder großer Wahrscheinlichkeit eine Verletzung der Bauchhöhle diagnostiziert, so ist die Operation unbedingt angezeigt, da die Naturheilung eine höchst seltene Ausnahme darstellt. Im allgemeinen ist die richtige Anzeigestellung leichter als die richtige Diagnose zu treffen. Die Organdiagnose — falls sie nicht bereits vorher als solche vermutet wurde — wird bei der Operation meist geklärt und möglicherweise werden noch weitere, äußerlich gar nicht oder weniger in die Augen fallende Verletzungen aufgedeckt, die ebenfalls den Tod zur Folge gehabt hätten; mit der Möglichkeit der gleichzeitigen Verletzung mehrerer Organe muß beim stumpfen Trauma stets gerechnet werden. Diese brauchen sich nicht nur auf die Bauchhöhle zu beschränken, sondern können auch im Retroperitonealraum und in der Brusthöhle liegen. Es sei in diesem Zusammenhang kurz darauf hingewiesen, daß durch Rippenbrüche im Bereiche der unteren Bögen allein eine reflektorische Bauchdeckenspannung auftreten kann, die eine Verletzung intraabdomineller Organe vortäuscht. Würde man in diesem Falle daran denken, die entsprechenden Intercostalnerven durch Novocainblockade auszuschalten, dann würde die Bauchdeckenspannung bald schwinden und die Diagnose einer stumpfen Bauchverletzung fallengelassen werden. Die Nierenverletzungen bieten dank der Vervollkommnung von intravenösem und retrogradem Pyelogramm diagnostisch durchweg keine besondere Schwierigkeiten.

Während die *zweizeitige* Milzruptur den meisten Ärzten bekannt ist, wissen die wenigsten, daß auch an Leber, Mesenterium und Darm — wenn auch seltener als bei der Milz — sekundäre Blutungen, bzw. Durchbrüche nach einem mehr oder weniger langen Zwischenraum auftreten können. Daß die Erfolgsaussichten bei ihnen infolge der Schwierigkeiten in der Diagnostik und Indikationsstellung, dann aber auch auf Grund der örtlichen Verhältnisse im Operationsgebiet geringer als bei der einzeitigen sind, dürfte wohl außer Frage stehen. Bei unklaren Fällen längerer klinischer Beobachtung ist die *Probelaparotomie* ebenfalls die grundsätzliche Forderung, wenn nicht allmählich eine deutliche Wendung zum Besseren eintritt; denn es wird vorteilhafter sein, einen Probebauchschnitt umsonst gemacht zu haben, als eine intraperitoneale Verletzung durch zu langes Zuwarten inoperabel werden zu lassen. Diese kann, wie wir gesehen haben, ausnahmsweise schon durch leichte Gewalteinwirkung hervorgerufen werden.

Der Eingriff selbst ist bei den meist sehr mitgenommenen Verletzten auf das Notwendigste zu beschränken. Bei solchem Vorgehen besteht unter der Voraussetzung, daß die gesetzten Schäden nicht zu groß und der günstige Zeitpunkt der Operation nicht überschritten ist, gute Aussicht auf Erfolg. Die erfolgversprechende Zeitspanne liegt hier ebenso wie beim durchgebrochenen Magengeschwür innerhalb der ersten 12 Stunden. Selbstverständlich verlangt aber auch die an Zwischenfällen reiche *Nachbehandlung* viel Erfahrung, Können und Geduld von seiten der Ärzte und des Pflegepersonals.

Die Untersuchung der Verletzten soll planmäßig erfolgen. Man muß in Rechnung stellen, daß die vegetative Reizschwelle bei den einzelnen Menschen verschieden hoch liegt. Willensstarke Menschen können gegen heftige Schmerzen indolent und nicht abgehärtete Typen sehr empfindsam sein. An die *nächstliegenden* Verletzungen und nicht an die ausgefallenen ist in erster Linie zu denken. Man soll sich nicht, wie mit Scheuklappen versehen, gleich zu Anfang der Untersuchung auf eine Diagnose festlegen. Die einzelnen Erscheinungen dürfen nicht überwertet werden, vielmehr muß der Arzt versuchen, sie in ihrer Gesamtheit zu einem Bilde — wenn es auch in der Praxis nicht immer lehrbuchmäßig möglich ist — abzurunden und die erforderlichen Folgerungen für die Behandlung ziehen. Aus dem Vielerlei der Krankheitserscheinungen erwähnen wir außer Schmerzen als die wichtigsten, Bauchdeckenspannung, Pulsveränderung, Aufstoßen und Erbrechen, Anstieg der Leukocyten und Schmerzempfindlichkeit im Douglasschen Raume. Besonders wichtig ist es, darauf zu achten, ob die Schmerzen und Bauchdeckenspannung zu- oder abnehmen und in welche Richtung sie verlaufen.

Hat der Verletzte bereits vor der klinischen Untersuchung Morphin erhalten, soll man auch beim Fehlen der reflektorischen Bauchdeckenspannung dann eingreifen, wenn eine erhebliche Verletzung vorangegangen ist. Für den Chirurgen mag diese Lage recht unangenehm sein; aber es kann nicht oft genug betont werden, daß es letzten Endes nicht auf die genaue Diagnose, sondern auf das Leben des Verletzten ankommt.

Bevor man den Eingriff beginnt, muß eine sorgfältige *Schockbekämpfung* durchgeführt werden. Hat diese jedoch nicht nach 1 bis 2 Stunden zu einem klaren Erfolg geführt, dann ist unbedingt zu operieren, weil höchstwahrscheinlich neben dem Schock noch ein Kreislaufkollaps infolge einer inneren Blutung vorliegt. Ferner muß zu Beginn der Operation die Blutgruppe des Verletzten, sowie die eines geeigneten Spenders bestimmt worden sein; denn das hervorragendste Mittel zur Bekämpfung des

Schocks und Kollapses ist das gleiche, nämlich die Bluttransfusion. Hat der Kranke kurz zuvor gegessen oder verspürt er Brechreiz, so ist der Magen auszuheben. Möglicherweise ist mit Hilfe des Röntgenverfahrens die bis dahin fragliche Diagnose noch zu klären oder einzuengen.

In Anlehnung an KÜMMERLE soll in einem Schema in 10 Punkten eine kurze Zusammenfassung der diagnostischen und therapeutischen Sofortmaßnahmen bei stumpfen Bauchverletzungen gegeben werden, wenn auch im gesondert gelagerten Einzelfall auf diese oder jene Untersuchung verzichtet werden kann.

1. Röntgenübersichtsaufnahme des Abdomens (Luftsichel unter dem Zwerchfell? Hämatome? Spiegel im Darm? Psoaszeichnung).

2. Absaugen des Magens mit der Dauersonde.

3. Katheterisierung der Blase, Untersuchung des Urins, insbesondere auf Erytrhrocyten, Messen der Harnmenge, evtl. Blasenspülung (Perforation?).

4. Öftere Überprüfung des Lokalbefundes nach Schmerzlokalisation, Bauchdeckenspannung, Darmtätigkeit (rectale Untersuchung, Auskultation), Messung des Bauchumfanges, Beobachtung der Flankendämpfung.

5. Fortlaufende Puls- und Blutdruckkontrolle, Kreislaufbeobachtung im Schockzustand.

6. Bei Verdacht auf innere Blutung Kontrolle des Hämoglobinwertes und der Zahl der roten Blutkörperchen sowie der Leukocyten.

7. Blutgruppenbestimmung und evtl. vorsorgliche Kreuzprobe mit Konserven- oder Frischblut.

8. Anlegen einer intravenösen Dauertropfinfusion mit Blutersatzmitteln unter Beigabe von Herz- und Kreislaufmitteln.

9. Sauerstoffzufuhr.

10. Milde, kurzwirkende Analgetica, im Notfall bis zur Klärung der Diagnose oder Entschluß zur Laparotomie, erst dann z. B. Dolantin. Keine Morphinpräparate (Atemlähmungsgefahr).

Die richtige Entscheidung für die Art der *Betäubung* zu treffen, ist wichtig, aber nicht immer leicht. Auf jeden Fall muß sie so ausreichend sein, daß der Eingriff als solcher keine Störungen durch sie erfährt. Bei Äthernarkosen muß die völlige Entspannung abgewartet werden, weil durch den beim Pressen entstandenen Gasdruck im Darmlumen bei vorhandenem Loch der Darminhalt durch dieses in die freie Bauchhöhle gedrückt wird. Wenn irgend möglich, ist die Intubations-Narkose mit einem Äther-Lachgas-Sauerstoffgemisch, wie wir sie anwenden, die Narkose der Wahl.

Grundsätzlich muß die ganze Bauchhöhle genauestens untersucht werden; das wird durch vorübergehende Beckenhoch- und -tieflagerung und zusätzliche Beleuchtung (Scheinwerfer) erleichtert. Natürlich ist ein genügend langer Schnitt erforderlich, der bei schlechter Übersicht durch einen senkrecht daraufgesetzten erweitert werden muß. Der Schnitt soll bei den festsitzenden Darmabschnitten bis an die Verletzungsstelle herangeführt werden. Nur so ist ein sauberes Arbeiten möglich. Bei unklarer Diagnose ist der obere oder untere Mittelschnitt zu bevorzugen. Selbstverständlich ist der ganze Bauch vorher zu jodieren, weil man bei Beginn der Operation natürlich nicht sagen kann, wie weit die Schnittführung zu erfolgen hat. Der Saugapparat leistet zur Absaugung von Blut und Darminhalt gute Dienste. Im Augenblick der Eröffnung der Bauchhöhle blutet es besonders stark: man darf sich dadurch nicht verwirren lassen. In höchster Gefahr läßt sich die Verblutungsgefahr vielleicht noch durch tatkräftige Aortenkompression mit der Hand verhindern. Hämatome sollen möglichst beseitigt werden, da sie den paralytischen Ileus und die Peritonitis begünstigen, außerdem als idealer Nährboden gern zur Vereiterung Anlaß geben. Von der Reinfusion des Blutes raten wir ab.

Wenn auch die prüfende Nachschau der Bauchhöhle für den Kreislauf eine starke Belastung darstellt, so ist auf sie, um Klarheit zu schaffen, nicht zu verzichten. Der Dünndarm muß vor die Bauchhöhle gelagert und von der Flexura duodeno-jejunalis bis zum Coecum gewissenhaft auf Verletzungen abgesucht werden. Die vorliegenden Darmschlingen sollen in feuchte, warme Tücher eingehüllt werden, wodurch Austrocknung und Stillstand der Peristaltik verhütet werden. Je vorsichtiger und zarter man am Mesenterium und Darm arbeitet, um so geringer ist der Blutdruckabfall. Die gummibehandschuhten Finger überzieht man am besten noch mit Zwirnhandschuhen, um das ständige Weggleiten der Darmschlingen zu verhüten. Auch sind der Dickdarm und der Retroperitonealraum so weit wie möglich auf Verletzungen abzusuchen. Retroperitoneale Hämatome sind nämlich sehr verdächtig auf eine Mitverletzung des retroperitonealen Darmanteiles und bedürfen deshalb besonders sorgfältiger Betrachtung, möglicherweise ist eine Spaltung der Hinterwand des Bauchfells zwecks Klärung nötig. Ist es im Bereich der Verletzung schon zu stärkeren flächenhaften Verklebungen gekommen, dann soll man sie wie beim appendicitischen Absceß in Ruhe lassen und sich nur auf die Drainage beschränken.

Die Behandlung besteht in möglichst sorgfältigem Verschluß der blutenden Stelle. Bei der Stielunterbindung muß zunächst die Arterie gefaßt werden, weil die primäre Venenunterbindung zugleich zur Stauung des Organes führt, die Schwierigkeiten bei der Exstirpation zur Folge hat und den Blutverlust des Körpers noch unzweckmäßigerweise erhöht. Massenunterbindungen sind der Sicherheit wegen und aus Gründen der Gewebsschonung möglichst zu unterlassen. Wenn die Blutstillung jedoch nicht gelingt und der Körper es duldet, soll das blutende Organ (Milz) entfernt werden. Bei Darmverletzungen begnügt man sich mit der Übernähung, bei Stenosegefahr und größeren oder mehrfachen Verletzungen ist die Resektion angezeigt. Sind die Verletzungen zu ausgedehnt, die Resektion zu eingreifend oder der Operateur der Sache nicht gewachsen, ist dringend die Vorlagerung des Darmes anzuraten. Durch Anwendung von Sulfonamiden und Antibiotica kann möglicherweise eine weitere Besserung der Behandlungsergebnisse erzielt werden, doch wird sie niemals die Operation ersetzen können.

Immer wieder ist daran zu denken, daß bei stumpfen Bauchverletzungen häufig *mehrere Organe* gleichzeitig verletzt sind. Was nützt dann die Versorgung des einen, wenn das andere, sofern es unversorgt bleibt, den Tod zur Folge hat. Mit der Möglichkeit äußerst seltener Verletzungen muß bei Operationen stumpfer Bauchverletzungen stets gerechnet werden.

Die Anwendung von Peritonitisserum aus früherer Zeit ist überholt, dagegen das Einfüllen von Leukomycin 1,0 g auf 100,0 g in die Bauchhöhle bei Verschmutzung derselben kurz vor dem Anziehen der letzten Peritonealnaht anzuraten. Eine einmalige, zeitlich beschränkte Verschmutzung der Bauchhöhle gibt keinen Grund für das Einlegen eines Drains ab, wenn die Bauchhöhle vorher gründlich auf trockenem Wege gereinigt worden ist. Zu einer größeren Infusion sollte man sich erst dann entschließen, wenn die Blutung restlos gestillt ist. Anderenfalls läuft man Gefahr, aus dem Kreislauf noch mehr wertvolles Blut herauszuspülen, das dann nur durch Ersatzlösungen verdrängt wird. Die große Bluttransfusion nach der Blutstillung noch während der Operation oder bald danach ausgeführt, kann lebensrettend wirken; man scheue sich auch nicht vor Wiederholungen, wenn sie erforderlich sind. Der intravenösen Dauertropfinfusion ist mancher Erfolg beschieden. Bei der Spülung läuft man Gefahr, Keime in saubere Gebiete der Bauchhöhle zu verschleppen. Die Heilkraft des durch Naht ganz verschlossenen Bauchfelles ist gewiß eine größere als die, bei der durch das unphysiologische Einführen eines Schlauches oder Tuches das Bauchfell zusätzlich gereizt wird. Die Tamponade gefährdet die Darmnähte, zudem läßt sich eine frische Keimeinwanderung von außen nicht mit Sicherheit ausschließen.

Folgeerscheinungen nach stumpfen Bauchverletzungen

Stumpfe Bauchverletzungen haben *unmittelbare* und *Spätfolgen*. Wie wir bereits gesehen haben, bestehen die sofortigen in Schock und Verletzung der Gewebe bis in große Tiefen hinein. Trotz Schutzes durch die untere Thoraxappertur bevorzugen sie Leber und Milz. Am Magen und Darm werden die stark geblähten Abschnitte, die infolge teilweiser Fixation nicht ausweichen können, am ehesten betroffen. Große Blutergüsse in das Gekröse und die hintere Bauchwand geben einen ausgezeichneten Nährboden für die Ausbreitung der Infektion ab und führen zu den bereits erwähnten, schwer beeinflußbaren Darmlähmungen. Außer dem paralytischen Ileus ist auch der mechanische dadurch möglich, daß es infolge Abknickung zum Darmverschluß kommt. Die Bauchfellentzündung stellt sich in erster Linie nach Darmperforation, dann aber auch nach großen vereiterten Blutergüssen ein. Nicht immer treten die Erscheinungen einer intraperitonealen Verletzung direkt nach dem Unfall oder in den folgenden Tagen auf. Gelegentlich entwickelt sich, nachdem ein leichtes Unbehagen als Vorbote vorausgegangen ist, erst in der 2. oder 3. Woche ein Infiltrat, meist durch ein Hämatom hervorgerufen. Dieses geht entweder auf antiphlogistische Behandlung zurück, oder es schmilzt ein. Bei jeder inneren Blutung besteht akute Verblutungsgefahr. Bekanntlich vertragen Frauen einen großen Blutverlust besser als Männer. Seltene Verwicklungen stellen Venenthrombose, Embolie und Fettembolie, sowie die Anurie dar.

Unter den *Spätfolgen* sei zunächst die im Anschluß an stumpfe Bauchdeckenverletzungen vereinzelt vorkommende *Fascienverknöcherung* erwähnt. Zu ihrer Entstehung muß offenbar eine besondere Bereitschaft des Bindegewebes vorhanden sein, ähnlich wie sie beim Auftreten der Keloide gegeben ist.

Die *Desmoide* der Bauchdecken, die in Wirklichkeit Fascienfibrome sind, sollen durch Trauma entstanden sein, was aber bis heute noch nicht bewiesen ist.

Größere Bedeutung unter den Spätschäden kommt den *Narbenbrüchen* zu. Je gewissenhafter die Bauchhöhle verschlossen wird, je genauer Blutstillung und Asepsis gehandhabt werden, um so mehr beugt man ihnen vor. Daß dieselben sich gelegentlich bei sekundären Heilungen (Darm-, Leber-, Pankreasfistel) nicht verhindern lassen, ist für jeden Erfahrenen klar.

Zu den wesentlichsten Spätfolgen sind die *Verwachsungen* in der Bauchhöhle zu rechnen, deren Umfang bei Mesenchymschwächlingen und Asthenikern — trotz der durch Verletzung und Operation allenfalls gesetzten geringen Voraussetzung — beträchtlich sein kann. Spinnwebenverwachsungen nach Milzpulpa-Austritten durch Zerquetschungen des Organs, Darmdrehungen, Verengerungen und Spätperforationen können die Folge sein. Vereinzelt sind traumatische Darmstenosen beschrieben worden, die als Folge falscher Übernähung (Längs- statt Querübernähung) der Perforationsstelle aufgetreten sind; bei nichtoperierten Fällen mag es sich um umschriebene Darmwandschäden durch Quetschung gehandelt haben, die nach Ausheilung zur narbigen Verengerung geführt haben. Spätschädigungen von seiten der Blut- und Lymphgefäße in Form von Hämatomen, Thrombosen und Chylomen sind mehrfach im Schrifttum erwähnt. Am Zwölffingerdarm kommt es gelegentlich zur Fistelbildung in den Retroperitonealraum. Das entstehende Exsudat kann dann vereitern und nach außen durchbrechen. Abgekapselte peritonitische Abscesse (Netzabscesse, suphrenischer Absceß, Douglasabsceß) müssen eröffnet werden, wenn sie keine Neigung zur Aufsaugung zeigen.

Kommt es an der durch den Unfall geschädigten Leber zur Abstoßung nekrotischen Gewebes, so kann sich eine Gallenfistel einstellen; ähnliche Verwicklungen finden wir auch an der Bauchspeicheldrüse. Ein Teil der operativ versorgten Pankreasverletzungen heilt sekundär über den Weg der Fistel ganz aus. Verschließt sich diese aber mit der Zeit (etwa nach 3 Monaten) nicht spontan, so muß durch Einpflanzung des Fistelganges in den Verdauungskanal der nach außen führende Weg beseitigt werden. Der Versuch, den Fistelgang mit Hilfe von Radium, Röntgenstrahlen oder Jodtinktur und Höllensteinlösung zu veröden, ist meist wertlos. Raschen Nachlaß der Absonderung und Heilung von Pankreasfisteln wollen einige Chirurgen durch Änderung der Diät, indem sie vorwiegend Eiweiß- und Fettkost und möglichst wenig Kohlenhydrate verordneten, gesehen haben.

Unter den Spätfolgen sind die *Pankreaspseudocyste* und die *Retentions-cyste* zu nennen; sie entwickeln sich im Laufe des ersten Vierteljahres nach dem Unfall. Die Pseudocyste ist als Folgezustand einer gedeckten Pankreaszerreißung aufzufassen, sie ist ohne epitheliale Auskleidung, wirkt wie ein cystisch abgekapseltes Hämatom der Bursa omentalis und stellt einen vorläufigen Heilungsvorgang dar. Ihr Vorhandensein ist ein eindeutiger Beweis dafür, daß nicht jede mit Absicht oder unabsichtlich konservativ behandelte isolierte Bauchspeicheldrüsenverletzung zum Tode führen muß. Die Retentionscyste, bei der es durch Narbenzüge zum teilweisen oder vollständigen Verschluß der Ausführungsgänge kommt, entsteht durch Erweiterung bereits vorgebildeter Hohlräume, die mit Epithel ausgekleidet sind. Bei ihr muß der Gang freigelegt und eine neue Verbindung zum Magen oder Darm hergestellt werden; denn Spontanheilungen sind recht selten. Andererseits bestehen beim Nichtbehandeltwerden zunehmende Schmerzen, Druckerscheinungen auf die benachbarten Organe (ein vollständiger Choledochusverschluß wurde beobachtet) und erhebliche Beeinträchtigung der Verdauung. Die Pankreaspseudocyste näht man in die Bauchwunde ein und öffnet sie einige Tage später. Durch diese einfache, ungefährliche Operation wird ein großer Teil der Fälle endgültig geheilt.

Ferner können Blutungen in die parenchymatösen Organe mit Cystenbildung, Verkalkung oder Blutpigmentablagerung ausheilen. Es sei in diesem Zusammenhang an die Milzblutungscysten erinnert. Auch an Blut- und Lymphgefäßen stellen sich möglicherweise mit der Zeit Störungen wie Thrombose, Ektasie und Aneurysma ein.

III. Die stumpfen Bauchverletzungen in der Sicht des Gutachters

Zusammenhangsfragen nach stumpfen Bauchverletzungen

In einer Zeit, in der der allgemeine Hang zum totalen Versorgungsstaat immer mehr zunimmt und die Ansicht, daß jede Störung des Wohlbefindens der Verantwortlichkeit des Staates oder seiner Wohlfahrtseinrichtungen zuzuschieben sei, mitunter groteske Blüten treibt, ist es von besonderer Wichtigkeit, als Sachwalter des Allgemeingutes — und als solcher muß sich jeder Gutachter ebenso fühlen, wie als gerechter Vertreter berechtigter Interessen des Untersuchten — Folgeerscheinungen nach Unfällen richtig einzuschätzen und zu bewerten. Aus diesem Grunde soll im Folgenden zu einzelnen Zusammenhangsfragen eingehender Stellung genommen werden.

Die Begutachtung von Unfallschäden als Folge von *stumpfen Bauch-verletzungen* setzt große Erfahrungen voraus. Die früher immer wieder erhobene Forderung, daß es sich dabei um eine erhebliche Gewalteinwirkung handeln müsse, kann heutzutage nicht mehr aufrechterhalten werden; denn es hat sich gezeigt, daß auch nach unbedeutender Krafteinwirkung schwere innere Verletzungen auftreten können. Die Entstehung der Organzerreißungen ist nicht immer rein physikalisch zu erklären, da ihr Zustand eben kein „Zustand", sondern einem ständigen Wechsel unterworfen ist. Einfacher liegen die Verhältnisse bei den Hohlorganen, da sie mit nichtzusammendrückbarer Flüssigkeit gefüllt sind. Die Stelle der späteren Beschwerden muß nicht mit dem Ort der Gewalteinwirkung übereinstimmen.

Es sei hier nochmals darauf hingewiesen, daß auch *spontan*, ohne daß also ein Unfall vorausgegangen ist, infolge alter Leiden (Malaria, Lues, Typhus, Cyste, Aneurysma, intraabdominelle Apoplexie als Folge von Hochdruck und Arteriosklerose) akute, schwere Baucherscheinungen wie bei stumpfen Bauchverletzungen ausgelöst werden können. Schließlich machen wir darauf aufmerksam, daß Rupturen des an sich gesunden Darmes durch Drucksteigerung bei Hernienträgern, die infolge der oberflächlichen Lage, der Fixation des Darmes und der knöchernen Unterlage für stumpfe Bauchverletzungen besonders veranlagt sind, ausnahmsweise beobachtet wurden. Die Ursache der Perforation mögen aber auch Seltenheiten wie latente Ulcera (ambulanter Typhus, Ulcus im Meckelschen Divertikel) sein.

Tödliche Blutungen in die Bauchhöhle aus *bösartigen Geschwülsten* sind wiederholt beschrieben worden. Körperliche Anstrengungen, wie Heben schwerer Lasten, Stuhlentleerung, Erbrechen, Husten scheinen häufig die letzte Ursache für die Blutung zu sein, wobei der durch diese Anstrengungen erhöhte intraabdominelle Druck eine Hauptrolle zu spielen scheint. Aber auch ganz belanglose, stumpfe äußere Krafteinwirkungen rufen ausnahmsweise die Blutung hervor. Diese Feststellungen erhellen klar und eindeutig die Wichtigkeit der *Obduktion* zur Klärung der Todesursache. Der Erkrankte, sowie seine Umgebung sind ja fast immer geneigt, einen Unfall (Betriebsunfall) als Ursache anzuschuldigen.

Für den Gutachter genügen bekanntlich nicht allein die subjektiven Beschwerden, um eine Rente zu gewähren, sondern in der Hauptsache der objektive Befund. Sogenannte Schonungsrenten sind zwar dem Antragsteller sehr erwünscht, im Interesse der wirklich Unfallbeschädigten und Kranken jedoch nicht tragbar. Bei gutem Willen der Verletzten und einwandfreier klinischer Behandlung ist bei leichten und mittelschweren Verletzungen innerhalb der ersten 13 Wochen volle Erwerbsfähigkeit zu erreichen. Die Folgen operativer Mißerfolge müssen selbstverständlich, falls nicht ausgesprochene Kunstfehler von seiten der Ärzte vorliegen, vom Versicherungsträger erledigt werden.

Die einfache, unkomplizierte *Bauchwandquetschung*, die in der Regel vom praktischen Arzt behandelt wird und binnen kurzer Zeit ohne schädliche Folgen ausheilt, steht hier nicht zur Erörterung. Bei schweren Bauchwandquetschungen mit Zerreißungen ihrer Muskeln, genügt für etwa 3 Monate eine Rente von 30%.

Desmoide der Bauchdecken gehören nicht zu den Folgezuständen traumatischer Einwirkung, vielmehr spielen hier Anlagebedingtheiten eine wesentliche Rolle. Eine Entschädigungspflicht entfällt. Bei einer *Fascienverknöcherung* ist sie dann anzuerkennen, wenn eine Laparotomie an derselben Stelle durchgeführt worden ist.

Ein *Zwerchfellbruch* kann nach langem Intervall — beobachtet wurden Zeiträume bis zu 30 Jahren — zu einem Intestinalprolaps führen, der in der Regel aus lebensgefährlicher Situation eine sofortige Operation erforderlich macht. Die Erwerbsminderung beträgt hierbei je nach dem Grade der Ausbildung bis zu 100%. Wichtigste Aufgabe des Gutachters ist es hierbei, auf die Operation als einzige Möglichkeit, das Leben zu retten, zu drängen. In diesem Zusammenhang sei darauf hingewiesen, daß ein hoher Hundertsatz sogenannter Zwerchfellbrüche gar nicht unfallbedingt ist.

Einen großen Raum nehmen die *Hernien* in der Begutachtung ein, und zwar handelt es sich in unserem Falle um *Narbenbrüche* im Anschluß an Operationen wegen stumpfer Bauchverletzungen. Sie sind als Unfallfolge uneingeschränkt anzuerkennen. Es ist dabei geradezu die Regel, daß nach Verletzungen der inneren Bauchorgane Schäden an diesen nicht zurückbleiben, während der Bauchnarbenbruch Beschwerden macht. Sie sind durchaus glaubhaft und häufig dadurch bedingt, daß die Baucheingeweide am Rande der Bruchpforte verwachsen, oder sich subcutan weiterentwickeln, so daß es bei Anspannung der Muskulatur und der Arbeit der Bauchpresse zu Zerrungsschmerzen kommt. Auch leidet die Arbeitsfähigkeit dadurch, daß schwere Lasten nicht gehoben werden können. Dabei ist die Größe des Defektes an sich nicht so sehr maßgebend. Die gleiche Lücke stört in der Mittellinie des Bauches weit mehr als im Gebiet eines Rippenrandschnittes, wo bei Muskeltätigkeit die Lücke zugedrückt wird. Entscheidend ist die Stärke des Vordringens der Eingeweide beim Aufrichten aus liegender Stellung und beim Pressen. Die Entschädigungssätze sind höher als bei Leistenbrüchen, weil diese Brüche durch Bandagen nicht gut zurückzuhalten sind. Sie können bis zu $66^2/_3\%$ betragen, 20 bis 50% sind häufig gewährte Sätze, z. B. bei einem sich faustgroß vorwölbenden Bruch in der Mittellinie oberhalb des Nabels 25% (A. W. Fischer).

Handelt es sich um einen ungewöhnlichen, dazu noch sehr großen Narbenbruch, dann darf der operative Eingriff nicht erzwungen werden, weil die Operation schwierig und ein durchschlagender Erfolg — vor allem, wenn das Wundgebiet nach dem ersten Eingriff lange geeitert hat — unsicher ist. Die *Operationsduldungspflicht*, die beim Leistenbruch allgemein bejaht wird, wird im Falle der Narbenbruchoperation ebenso einmütig abgelehnt. Es ist jedoch festzustellen, daß beim heutigen Stand der Narkose- und Operationstechnik sich gewöhnliche Narbenbrüche in der Regel gut, sicher und auch für dauernd beseitigen lassen.

Unter den Unfallschäden stehen die *intraabdominellen Verwachsungen* mit ihren Folgen an erster Stelle. Ihre Beurteilung ist im Hinblick auf die Häufigkeit der Bauchfellverwachsungen am schwierigsten. Sie können durch früher durchgemachte Operationen, durch eine alte tuberkulöse Bauchfellentzündung, Appendicitis, Adnexitis und deren Abscesse hervorgerufen sein. Findet sich also ein Anhaltspunkt für eine abgelaufene Organentzündung oder sind Bauchoperationen dem Unfall schon vorausgegangen, wird man mit der Anerkennung eines Unfallzusammenhanges zurückhaltend sein müssen. Auf die sonst bei der Beurteilung von Unfällen so wichtigen *Brückenzeichen* wird man bei Verwachsungen nebst ihren Verwicklungen keinen großen Wert legen, weil erfahrungsgemäß die Verwachsungen bei dem einen jeden Wetterwechsel ankündigen, bei dem anderen dagegen keine Beschwerden machen oder lange Zeit erscheinungslos bleiben und plötzlich unter dem Bilde eines Darmverschlusses auftreten. Sorgfältige Vorgeschichte, genauer Operationsbefund und gewissenhaft durchgeführte Mitteilungen über den postoperativen Verlauf können die gerechte Beurteilung erleichtern. Im allgemeinen kann man sagen, daß Verwachsungen nur dann als krank- und beschwerdemachend beurteilt werden können, wenn sie klinisch oder röntgenologisch eine deutlich nachweisbare Passagestörung hervorrufen, und das ist selten der Fall. Auch ist nur dann eine Operationsindikation gegeben, sonst ist dringend vor weiteren Eingriffen zu warnen, da gerade hierdurch das Auftreten neuer Verwachsungen und entsprechender Beschwerden begünstigt wird. Wohl jedem von uns sind aus der Praxis Adhäsionshypochonder bekannt, die gar zu gern auf Operation drängen und den Kreislauf ihrer Beschwerden dadurch in einem Circulus vitiosus weiterführen.

Zeitweise auftretende *Subileusattacken*, die durch Operation nicht beseitigt werden konnten und nach Lage der Dinge als Folge stumpfer Bauchverletzungen zu werten sind, werden mit 20 bis 40% Erwerbsminderung zu entschädigen sein.

Auch die Lebensversicherungen halten das Versicherungsrisiko nach Bauchtraumen durch die Möglichkeit eines späteren Adhäsionsileus für so wesentlich erhöht, daß eine Vorbeschränkung von durchweg 25% angenommen wird. Eine noch weitergehende Erhöhung der Risikoprämie bis auf 50%, wie sie vorgenommen worden ist, halten wir für überhöht.

Bei den Folgeerscheinungen *stumpfer Nierenverletzungen* sind zunächst die Gegebenheiten zu erörtern, die nach Verlust einer Niere eintreten. Sie sind wesentlich abhängig von der Funktionstüchtigkeit der verbleibenden Niere und den sonstigen Umständen, die bei der Nierenentfernung mitspielten (Infektion, Narbenverhältnisse).

Nach Entfernung einer Niere ist unter normalen Umständen die Gesamtfunktion für den Organismus von der anderen Niere in 3 bis 4 Wochen voll übernommen worden. Der glatte Verlust einer Niere bedarf also nur einer Übergangsrente, die für das erste Jahr mit 30%, für das zweite Jahr mit 20% anzusetzen ist. Bei günstigem Ergebnis der dann stattfindenden Kontrolluntersuchungen kann die Rente ganz gestrichen werden. Zwar besteht für den *Einnierigen* erhöhte Gefährdung bei körperlichen Anstrengungen, weiteren Unfällen und Krankheiten. Nach § 555 der RVO. braucht jedoch dieses erhöhte Risiko eines nichtvorhandenen und in den meisten Fällen überhaupt niemals eintretenden Schadens bei der Rentenfestsetzung nicht berücksichtigt zu werden. Es besteht im Falle eines später tatsächlich eintretenden Schadens nach § 608 der RVO. die Möglichkeit, eine neue Entschädigung festzulegen. Dies gilt jedoch nur, wie gesagt, bei ganz glattem Krankheitsverlauf und der Möglichkeit, die erlernte Berufsarbeit in Zukunft ohne Gefährdung (Durchnässung, schwere körperliche Anstrengungen mit Schweißverlust) der Restniere weiter auszuüben. In allen anderen Fällen ist eine Dauerberentung von 15 bis 20%

zu verantworten. Kontrolluntersuchungen sind in den ersten 5 Jahren in mindestens einjährigen Abständen erforderlich.

Die Lebensversicherungen pflegen ein Risiko von 20 bis 30% bei gesunden Einnierigen zu veranschlagen.

Handelt es sich um eine *Hydronephrose*, die durch eine Ureterstenose entstanden sein soll, so sind eine Reihe von Vorbedingungen für ihre Anerkennung aus traumatischer Ursache erforderlich. Diese sind kurz zusammengefaßt, folgende:

1. Der Nachweis des tatsächlichen Bestehens einer echten Hydronephrose.

2. Das Fehlen von Nierensymptomen jeder Art vor dem Unfall.

3. Das Fehlen anderweitiger Ursachen für die Sackniere.

4. Der Nachweis der Erheblichkeit des Traumas in Gestalt direkter Verletzung der Niere, bzw. Feststellung von Folgeerscheinungen des Unfalles, welche die Entstehung von Abflußbehinderungen wahrscheinlich machen (Harnleiterverletzung, organisierter retroperitonealer Bluterguß).

5. Der Nachweis von Brückensymptomen.

Die echte Hydronephrose wird mitunter verwechselt mit der *Pseudohydronephrose*. Bei dieser handelt es sich um Cysten, die angeboren sind oder allmählich nach einer stumpfen Verletzung der Niere oder des Nierenbeckens auftreten. Letztere sind sogenannte Pseudocysten, deren Kapseln aus neugebildetem Bindegewebe bestehen, deren Inhalt sich aus alten Blutresten, Harn oder auch Eiter zusammensetzt. Sie unterscheiden sich von echten Cysten durch das Fehlen der Pflasterepithelauskleidung. Derartige Säcke, die sich teils innerhalb, teils außerhalb der Niere entwickeln, bekommen gelegentlich Anschluß an das Nierenbecken und täuschen bei Kontrastmittelfüllung eine echte Sackniere vor.

Als Brückensymptome sind zunehmender Druckschmerz und Koliken, zumindest aber dauernde erhebliche Beschwerden vorauszusetzen. Die Zeit zwischen Trauma und nachgewiesener Hydronephrose muß entsprechend lang sein, um die Ausbildung einer Sackniere zu ermöglichen, mindestens 3 Monate (WILDBOLZ).

Eine Hydronephrose ist für den betreffenden Kranken lebensgefährdend, die operative Behandlung deshalb meist unumgänglich. Die Rentenbeurteilung wird sich nach erfolgter Nephrektomie wie bei einem Einnierigen gestalten. Sind nierenerhaltende operative Maßnahmen möglich, so ist in den meisten Fällen mit einer Dauerrente von 20% zu rechnen.

Kommt es in der Nachbehandlung zur Infektion metastatischer oder meist aufsteigender Herkunft, so kann sich eine *chronische Pyelitis*, bzw. *Pyelonephritis* ausbilden, die oft sehr schwer anzugehen ist, weil durch die Narbenverhältnisse Buchten und Schlupfwinkel für die Bakterien bestehen, die praktisch unausrottbar sind. In solchen Fällen resultiert oft eine Erwerbsminderung von 50%, zumal mitunter solche Kranke in der beruflichen Ausnutzung ihrer Arbeitskraft stark eingeschränkt sind (Schutz vor Kälte, Durchnässung) und mitunter den Beruf wechseln müssen.

Die Frage nach der Bildung echter *traumatischer Nierensteine* ist längst mit einem eindeutigen Ja entschieden. Sie sind jedoch äußerst selten und dürften bei höchstens 10% der Nierenverletzten zur Ausbildung kommen. Sie entstehen durch Blutgerinnsel oder nekrotische Gewebsteile. Der traumatische Nierenstein, der innerhalb der ersten 4 Monate nach dem Unfall in Erscheinung tritt, enthält ein Blutcoagulum oder ein nekrotisches Gewebsstück als Steinkern. Diese unmittelbare Steinentstehung ist keineswegs die Regel; denn sonst müßten sich ja bei der großen Zahl von Nierenblutungen aus den verschiedensten Gründen des öfteren Steine bilden, was in Wirklichkeit aber durchaus nicht der Fall ist. Bei weitem die Mehrzahl der Steine, die nach einem Unfall auftreten, wird erst nach 1 bis 3 Jahren offenbar. Die Entstehung muß demnach andere Gründe haben. Durch die subcutane Verletzung werden Bedingungen geschaffen, die mittelbar über dem Wege einer Entleerungsverzögerung (die auch allein durch monatelanges Liegen, z. B. bei einem Beckenringbruch mechanisch bedingt ist), Störung des kolloidalen Gleichgewichtes und der Harninfektion zur Steinbildung führen. Die schädigenden Bedingungen bestehen darin, daß eine Regeneration des Nierengewebes, vor allem der Glomeruli, nicht stattfindet, so daß die Narbe bindegewebig abheilt. Stehengebliebene Harnkanälchen können in dem Narbengewebe zu Retentionscysten führen und wie das Narbengewebe selbst abflußhindernd wirken. Die durch Verletzung geschädigte feine Muskulatur, welche die Absonderung des Harns ins Nierenbecken tätigt, arbeitet langsamer; eine weitere Verzögerung des Ausscheidungsvorganges wird durch Ausfälle des sehr empfindlichen Gefäß-Nervensystems hervorgerufen. Gelegentlich mag auch neben den soeben genannten Möglichkeiten die Disposition im Sinne der Steinbildung wirken.

Für die Bewertung der *Erwerbsminderung* sind nicht so sehr Größe, Form und Lage des Steines maßgebend als vielmehr die Auswirkung des Steinleidens auf die Niere und das Allgemeinbefinden. Die Empfindlichkeit der Kranken ist sehr unterschiedlich, einige sind völlig beschwerdefrei und bei ihnen der Stein nur ein Zufallsbefund, andere sind durch gehäufte Koliken, Blutungen, aufsteigende Infektionen so krank, daß die Erwerbsfähigkeit erlischt. In solchen Fällen ist die Operation dringend erforderlich, die Anzeige dazu muß jedoch berücksichtigen, daß bei lange verschleppten Fällen, insbesondere, wenn Infektion der Harnwege vorgelegen hat, erhöhte Recidivgefahr besteht. Auch ein bestehendes Steinleiden kann durch Unfall Verschlimmerung erfahren. Die Schleimhaut steinkranker Nieren ist hyperämisch und aufgelockert, schon geringe Traumen genügen, um Blutungen auszulösen und in der Folge eitrige Pyelitis, Pyelonephritis und Perinephritis zu erzeugen, die dann als mittelbare Unfallfolge anteilig anzuerkennen sind.

Nach Hansen ergibt sich ein Anhalt für das *Alter der Steine* aus der Tatsache, daß der Stein in aseptischem Harn sehr langsam wächst, so daß Jahre und Jahrzehnte vergehen können, ehe er sich klinisch bemerkbar macht. Im infizierten Nierenbecken entwickeln sich dagegen schon binnen 3 bis 6 Wochen schattengebende Konkremente.

Bei der *Nierentuberkulose* besteht theoretisch ebenso wie beim *Nieren-karbunkel* die Möglichkeit einer Ansiedlung von Bakterien am sogenannten „locus minoris resistentiae", den die Niere nach einer unmittelbaren Schädigung vorstellen könnte. Ein solcher Fall von ursächlicher Entstehung ist jedoch bei dem schleichenden Krankheitsverlauf der Tuberkulose, der sich oft 3 bis 4 Jahre hinzieht, ehe überhaupt klinische Erscheinungen auftreten, praktisch niemals nachzuweisen. Beim Nierenkarbunkel, der unmittelbar (bis zu 4 Wochen) nach dem Trauma auftritt, ist die Zusammenhangsfrage zu bejahen.

Anders liegt der Fall bei schon bestehender und bekannter Nieren-tuberkulose, die durch Traumen schon leichteren Grades wohl in Form eines sich an das Trauma anschließenden akuten Schubes eine unfallbedingte Verschlimmerung erfahren kann, so daß die bisher bestehende Erwerbsminderung, die sich normalerweise auf die begleitenden Blasenbeschwerden beschränkt und im Mittel 30% beträgt, zum plötzlichen völligen Darniederliegen der Körperkräfte und entsprechend zur völligen Erwerbsunfähigkeit aus traumatischer Ursache kommt. Die Unfallrente ist nach dem Ausmaß des vorherigen Leidens anteilig zu berechnen. Führt das Leiden zum Tode, so ermöglicht die Obduktion beim Nachweis von Hämatomresten, Narben oder derben perinephritischen Verwachsungen die genauere Klärung des Kausalzusammenhanges.

Wandernieren können ausnahmsweise besonders bei Einseitigkeit und eindeutigem Trauma, das einen Abriß oder eine Lockerung der Befestigungsmittel wahrscheinlich macht, als Unfallfolge in Betracht kommen, und werden bei entsprechenden Beschwerden (häufige Kolikanfälle), wenn eine Operation abgelehnt wird oder wenig Erfolg verspricht, nach THIEME mit einer Erwerbsminderung von 25 bis $33\frac{1}{3}$% bewertet. Wir selbst stehen einer solchen Anerkennung skeptisch gegenüber.

Als Schädigungen der *Harnblase* nach stumpfen Bauchverletzungen kommen die Schrumpfblase mit einer Fassungskraft von weniger als 50 ccm in Frage (Richtsatz 70% M.d.E.), Inkontinenz mit der Notwendigkeit, ein Urinal zu tragen (40 bis 60% M.d.E.) und die suprapubische Blasenfistel (50 bis 75% M.d.E.).

Beim Vorhandensein eines *Magen-* und *Zwölffingerdarmgeschwüres* kann eine stumpfe Gewalteinwirkung nur als Ursache des Durchbruches angeschuldigt werden, wenn die klinischen Erscheinungen in unmittelbarem Anschluß an die Verletzung auftreten und bei der Operation Risse in der Geschwürgegend oder seiner Umgebung mit frischer Blutung vorliegen. Auch wird man neben der runden Geschwürsöffnung auf die Tiefe des Geschwürskraters und die Dicke der restlichen Magenwandschicht zu achten haben. Die Gegend der Durchbruchstelle ist auch von Wichtigkeit; bekanntlich haben die Geschwüre an der Vorderwand des Zwölffingerdarmes besonders große Neigung zum selbständigen Durchbruch. Der zeitliche Zusammenhang zwischen Durchbruch und Unfall allein genügt also nicht. Sind die geschilderten Voraussetzungen wirklich einmal gegeben, dann liegt nur die metatraumatische Verschlimmerung eines alten, schon vorher bestandenen Leidens vor.

Eine sehr heikle Frage ist die, ob Magengeschwüre auf traumatischer Grundlage entstehen können. Um das bejahen zu können, muß der Betreffende vorher von seiten des Magens vollständig beschwerdefrei gewesen sein. Unmittelbar nach dem Unfall oder bald darauf müssen eindeutige Magenerscheinungen aufgetreten sein, weil sich sonst nicht bestätigen läßt, daß überhaupt der Magen durch die unmittelbar oder mittelbar angreifende Gewalt beschädigt ist. Da Verletzungen der Magenwand in der Regel schnell auszuheilen pflegen, muß eine konstitutionelle Komponente im Sinne einer Geschwürsbereitschaft gleichzeitig angenommen werden, um ein Ulcus auf dem Boden einer Verletzung entstehen zu lassen.

Wichtiger als diese theoretischen Erörterungen sind die praktischen Erfahrungen, die wir Chirurgen fast täglich bei Magen-Darmoperationen machen. Trotz der durch die Operation gesetzten großen Wandschäden kommt es wider Erwarten so gut wie nie zur Geschwürsbildung. Das *Ulcus pepticum jejuni* wird nicht durch mechanische Schädigung hervorgerufen, ist also in diesem Zusammenhang ohne Bedeutung. Es ist jedoch selbstverständlich als Unfallfolge anzuerkennen, wenn es nach einer aus traumatischer Ursache notwendig gewordenen Gastroenterostomie auftritt. Ebenso kann eine Magenstenose nach Magenwandschädigung zur Ausbildung kommen, diese hat ihre Ursache dann jedoch nicht in einem Ulcusleiden und bedarf keiner Anlagebereitschaft.

Es ist aus rein rechnerischen Überlegungen unumgänglich, daß sich das sehr häufige Krankheitsbild der *akuten Appendicitis* mit dem ebenfalls häufigen Bild von Verletzungen und Unfällen aller Art nicht nur gelegentlich, sondern sogar öfter zeitmäßig trifft und sich so dem Laien der Eindruck kausalen Zusammenhanges zwischen Trauma und Appendicitis aufdrängt. Dem ist jedoch nicht so! Zur Erklärung einer Appendicitis ist ein Trauma nicht erforderlich, ja aus anatomischen Gegebenheiten heraus schwerlich möglich. Zusammentreffen dieser Erkrankungen sind rein zufällig. Die Anerkennung einer Appendicitis als Unfallfolge ist unseres Erachtens nicht statthaft.

Es gibt jedoch Autoren, die eine Appendicitis bei zeitlich engstem Zusammenhang (48 Stunden) mit dem Trauma und besonderer Disposition (sei es eine bereits vorhandene chronische Entzündung des Wurmfortsatzes, eine abnorme Lage, Abknickung oder ungewöhnliche Größe desselben) als traumatisch bedingt anzuerkennen neigen. Der einzige Fall, der hier eine Ausnahme machen könnte, ist der, daß bei bestehender akuter Entzündung des Wurmfortsatzes ein lokales Trauma zum Bersten der Appendix und Nachfolgen schwerer Komplikationen führt. Hier wäre wenigstens die Verschlimmerung eines bestehenden Leidens anzuerkennen.

Ähnliche Überlegungen wie bei der Appendicitis sind bei der *Cholecystitis* anzustellen, hier jedoch mit dem Unterschied, daß die anatomische Lage der Gallenblase wohl eindeutige Verletzungen durch stumpfe Gewalt möglich macht, und daß in seltenen Fällen nach Einrissen der Gallenblasenwand oder nach Schleimhautverletzungen einer steingefüllten Gallenblase durch lokalen Druck eine akute Cholecystitis zur Entwicklung kommt, die dann als traumatisch anzusehen ist, wenn sie innerhalb von 48 Stunden nach eindeutiger Gewalteinwirkung auftritt. Es sind sogar Fälle von völliger gewaltsamer Lösung der Gallenblase aus ihrem Leberbett, sogenannte Ausschälungsverletzungen, zur Beobachtung gekommen.

Gutachtlich ist wiederholt die Frage erörtert worden, ob stumpfe Bauchverletzungen in der Lage sind, *Gallensteinkoliken* auszulösen. Es wurde die Meinung vertreten, daß sich ein Stein bei der Verletzung im Gallenblasenhals oder Ductus cysticus einklemmen und dadurch einen Anfall hervorrufen könnte. Bei der geschützten Lage würde ein Trauma vermutlich eher oder zumindest doch gleichzeitig eine Leberzerreißung verursachen; damit würde aber die Gallensteinkolik in den Hintergrund treten. Wir lehnen die Zusammenhangsfrage ab.

Heilt eine isolierte *Leberverletzung* vollständig aus, dann ist ein Funktionsausfall nicht zu erwarten. Ein Drittel bis zur Hälfte der Leber, unter anderem der ganze linke Leberlappen, können nötigenfalls entfernt werden. Die gesunden Partien pflegen in der Folge zu hypertrophieren und die Gesamtfunktion einwandfrei zu erfüllen. Das Auftreten von Leberschäden (z. B. Cirrhose) steht mit einer vorausgegangenen stumpfen Verletzung bzw. einer erforderlich gewordenen Resektion in keinem Zusammenhang. Aus diesem Grunde wird die Erwerbsminderung nach glatt verheilter Leberverletzung von verschiedenen Autoren mit 0% angesetzt. Hier wie beim Milzverlust stehen wir dagegen auf dem Standpunkt, daß der Teilverlust eines so bedeutungsvollen Organes, auch wenn Ausfallserscheinungen nicht erfaßbar sind, eine Dauerberentung von 10 bis 15% durchaus rechtfertigt.

Es muß dem ärztlichen Gutachter geläufig sein, daß *zweizeitige* Einrisse nicht nur an der Milz, sondern auch an der Leber durch Platzen der unter dem Druck des Blutergusses stehenden Kapsel möglich sind. Ferner sind nach Leberrupturen infolge des Massenangebotes toxischer Stoffe an die Niere ernste *Nierenschädigungen* beschrieben worden, deren schwerste das hepato-renale Syndrom darstellt.

Die *Milz* nimmt in der Gutachterliteratur einen besonders breiten Raum ein, wobei das Für und Wider bestehender oder nicht bestehender Ausfallserscheinungen und Spätfolgen eingehend erörtert wird. Dabei tritt ein Teil der Forscher dafür ein, daß eine Reihe von Funktionen bei Fehlen der Milz nicht mehr vollkommen vom übrigen Körper übernommen werden können. STÖRMER und KANTSCH sind der Ansicht, daß bei Splenektomierten unabhängig vom Zeitpunkt der Entfernung eine deutliche Dysfunktion des mesenchymalen Gewebes besteht, wodurch der Patient größere Belastungen nicht mehr ertragen kann. Unter anderem sollen Störungen der Erythropoese (Verminderung der Normoblasten im Sternalmark, gestörte Erythrocytenentkernung in Form von Jollykörperchen und Targetzellen), Störungen der Granulopoese (Hypersegmentation), Eisenregulationsstörungen im Sinne einer Depotinsuffizienz, Leberhyperplasie als teilweise Ersatzfunktion und Störungen in einzelnen Blutgerinnungsmechanismen (Faktor II, V und VII) bestehen. Klinisch machen sich vegetative Unausgeglichenheit wie deutliches Untergewicht, gesteigerte Reflexe, roter Dermographismus, positiver Chvostek und subjektive Angabe allgemeiner Leistungsminderung bemerkbar. Die Asplenie soll fieberhafte Erkrankungen zumindest in den Fällen begünstigen, bei denen sich die Milz am krankhaften Geschehen wesentlich beteiligt, z. B. beim Typhus und bei Malaria, bei denen es für die Milzfunktion keinen vollen Ersatz gäbe. Auch soll ein septisches Krankheitsgeschehen gefahrvoller verlaufen und allgemein die Entwicklung bösartiger Geschwülste oder deren Wachstumsgeschwindigkeit begünstigt sein. Insbesondere für die letzte Vermutung fehlt bisher jedoch jeder schlüssige Beweis. Die gutachterliche Einschätzung könne in Übereinstimmung mit den ,,Anhaltspunkten für die ärztliche Gutachtertätigkeit'' vom Bundesministerium für Arbeit eine dauernde Leistungsminderung von 20 bis 30% anerkennen.

Dies die eine, wohl geringere Zahl der Gutachter. Die Mehrzahl und auch wir, stehen heute auf dem Standpunkt, daß wirklich ins Gewicht fallende, klinisch bemerkbare und daher dem Milzlosen selbst spontan bewußt werdende Beschwerden etwa ein Jahr nach der Milzentfernung nicht mehr feststellbar sind, daß der subtile Nachweis gewisser Andersartigkeiten in der Frage der Blutzusammensetzung, Gerinnung usw. aus diesem Grunde nur wissenschaftlichen, aber keinen Krankheitswert besitzt und deshalb mit einer Dauerrente von 30% viel zu hoch eingeschätzt ist. A. W. FISCHER z. B. ist der Ansicht, nach 2 Jahren die Erwerbsminderung auf 0% herabsetzen zu können. Wir möchten einen Mittelweg einschlagen und aus der für jeden biologisch denkenden Menschen natürlichen Empfindung, daß ein so wichtiges Organ wie die Milz trotz Ausbildung von Nebenmilzen und weitgehender kompensatorischer Funktion durch das reticulo-endotheliale System doch nicht in all seinen Funktionen voll ersetzbar ist, eine Dauerrente von 10 bis 15% ansetzen. Die Anfangsrente beläuft sich bis 3 Monate nach dem Unfall auf 100%, weitere 3 Monate auf 75%, sodann für das 3. Vierteljahr 50% und für das 4. Vierteljahr 30% bis zur Dauereinstufung nach einem Jahr. Zu diesem Zeitpunkt dürfte die Gewöhnung abgeschlossen sein.

Kurz sei auf die metatraumatische *myeloische Leukämie*, die nach *Milzverletzung* etwa 60 mal beschrieben worden ist, hingewiesen. Diese Tatsache spricht doch sehr für einen Unfallzusammenhang, wenn man bedenkt, daß ein Fall von lymphatischer Leukämie nach Milzverletzung bis heute nicht beobachtet wurde. Über die inneren Zusammenhänge besteht allerdings noch keine Klarheit. Einmal kann durch das Trauma die bis dahin noch nicht festgestellte Leukämie entdeckt werden, weil es zu einer Verschlimmerung der klinischen Erscheinungen führt; ferner mag es die auslösende Ursache bei einem zur Leukämie disponierten Menschen abgeben. Außer nach Milzverletzungen ist das Auftreten dieser Leukämieform auch nach Verletzungen von Röhrenknochen — dies sei nebenbei gesagt — beobachtet worden.

Zuletzt sei daran erinnert, daß es echte traumatische *Milzcysten* gibt, die jedoch in der Begutachtungsfrage keine Rolle spielen, weil sie keine Erwerbsminderung zu verursachen pflegen.

Pankreasverletzungen sind meistens mit einem langen Krankenlager vergesellschaftet. Sie bedingen, besonders bei Fisteln, eine starke Herab-

setzung des allgemeinen Kräftezustandes und haben auch nach Fistel-
schluß eine einhalb- bis einjährige Rekonvaleszenz zur Folge, in der noch
eine Störung der Zuckerverwertung — Zuckerbelastungsprobe — feststellbar bleibt. Die Erwerbsunfähigkeit ist bis zum völligen Wundschluß
mit 100%, danach für die Dauer von 6 Monaten mit 50% und für weitere
6 Monate mit 30% einzustufen. Die hier genannten Prozentzahlen sind
ebenso wie die oben nach Milzentfernung erwähnten als oberste Grenze
anzusehen.

Die Entwicklung von *Pankreascysten* aus traumatischer Ursache ist erwiesen, ein Unfall zur Erklärung der Cystenentwicklung aber nicht erforderlich. Aus diesem Grunde muß in solchen Fällen die kritische Nach-
prüfung des Unfallherganges besonders gründlich erfolgen. Traumatische
Cysten entwickeln sich ziemlich rasch, meist bis zu 8 Wochen nach der
Verletzung und gewöhnlich ohne sogenanntes „freies Intervall" (A. W.
FISCHER). Solche Cysten sind zu drainieren oder mit dem Magen, bzw.
dem Jejunum zu anastomosieren. Die im Anschluß an die Wundheilung
erfolgende Einschätzung der Erwerbsminderung entspricht der oben
angegebenen.

Chronische oder interstitielle Entzündungen nach Pankreasverletzung
mögen hier und da einmal die Ursache von vorübergehenden oder länger
bestehenden *Verdauungsstörungen* sein, die durch entsprechende Diät und
Zuführung von Pankreaspräparaten mit der Zeit behoben oder doch wenigstens weitgehend gebessert werden dürften. Eine meßbare Erwerbsminderung über die Zeit eines Jahres hinaus wird man kaum annehmen
können. Obwohl dem Krankheitsbild der chronischen Pankreatitis, das
sich in der inneren Medizin eine eigene Stellung erworben hat, heute mehr
als je Bedeutung beigemessen wird, ist eine Störung der exogenen Drüsen-
funktion des Pankreas durch traumatische Einflüsse nicht zu beweisen.

Viel umstritten war die Frage, ob ein *Diabetes mellitus* aus traumatischer
Ursache entstehen kann, und wenn ja, welche Voraussetzungen zu seiner
Anerkennung erforderlich sind. Wir können die Betrachtungen über dieses
weitgespannte Thema, von vornherein einengend, auf den sogenannten
insulären Diabetes beschränken, also jene Form der Stoffwechselentglei-
sung, die auf ein Versagen der im Pankreas gelegenen Inselzellen zurückzuführen ist. Früher war man der Auffassung, die Zuckerkrankheit sei ein
rein erblich bedingtes Leiden und aller Beeinflußbarkeit durch exogene
Faktoren entzogen. Die aufkommende Ära der Insulinbehandlung in den
zwanziger Jahren führte dann zu einem Umschwung der Auffassungen.
Nunmehr glaubte man, einen Diabetes mellitus dann als traumatisch bedingt anerkennen zu können, wenn neben einer einwandfrei stattgehabten
Schädigung der Bauchspeicheldrüse nachweisbar keine familiäre Belastung vorliegt, vor dem Unfall keine Zeichen vorhanden waren, die auf
einen Diabetes hinweisen könnten und die Zuckerkrankheit in engem,
zeitlichem Zusammenhang mit dem Unfall in Erscheinung trat. Als
Grenze wurden 6 Monate angenommen (Entscheidung des RVA. vom
7. 10. 1928).

Beide Einstellungen sind durch die weitere Erforschung der Krankheit
hinfällig geworden. Auf der einen Seite ist tatsächlich erwiesen, daß eine

diabetogene Erbanlage Voraussetzung für den Ausbruch einer Zuckerkrankheit ist — nur bei Totalzerstörung des Pankreas ist die erbliche Belastung ausnahmsweise nicht erforderlich —, man weiß aber (JOSLEN), daß etwa jeder vierte Mensch die Anlage zum Diabetes hat und daß deshalb die Anlage nur in seltenen Fällen zur Manifestation führt, auf der anderen Seite sind äußere Beeinflussungen der Zuckerkrankheit sehr wohl bekannt. Allein die Beobachtung der rapiden Abnahme der Zahl Diabeteskranker nach dem Kriege und ihre Zunahme mit Beginn der Währungsreform macht den Einfluß der Ernährung deutlich, und das vorübergehende Auftreten eines diabetischen Stoffwechselbildes während einer Pankreatitis ist nichts Ungewöhnliches. Aus diesen Gründen ist die Anerkennung eines sogenannten „*traumatischen Diabetes*" heute nicht mehr umstritten. Eindeutig dürfte der Fall liegen, wenn ein schwerwiegendes Trauma, womöglich mit heftigen und langwierigen Entzündungen, das Pankreas getroffen hat, oder wenn thrombotische Gefäßverschlüsse die Nekrose des Organs verursachen. Solche Schäden sind auch bei einwandfreier erblicher Belastung (Eltern, Geschwister zuckerkrank) als *verursachend* anzuerkennen, solange der Kranke selbst vor dem Unfall nachweislich gesund war; denn man kann so wesentlich verlaufbestimmende Teilursachen nicht einfach von der Bewertung auslassen, weil zufällig die so häufige Veranlagung offen nachweisbar ist. Zumindest wäre hier eine „richtunggebende Teilverursachung" (BARTELHEIMER) anzuerkennen.

Das Auftreten diabetischer Stoffwechselstörungen an eine bestimmte Zeit nach dem Unfall binden zu wollen, um die Krankheit ursächlich erscheinen zu lassen, ist ebenfalls nicht ganz richtig. Durch den Unfall kann ein degenerativer Prozeß im Pankreas anlaufen, der ganz allmählich zu immer neuen Gewebsuntergängen führt und erst nach Jahren ein diabetisches Stoffwechselbild in Erscheinung treten läßt. Auch in solchen Fällen kann also noch bei einwandfrei erwiesenem Pankreastrauma (Operationsbericht, womöglich Cystenbildung) eine „richtunggebende Teilverursachung" angenommen werden.

Bei schon bestehender Zuckerkrankheit ist nach stumpfen Traumen Verschlechterung der Stoffwechsellage aus den gleichen Ursachen möglich, die zur Auslösung eines Diabetes führen können. Hier muß allerdings, um „richtunggebende Verschlimmerung" anerkennen zu können, der Zuckerhaushalt beträchtlich und in unmittelbarem Anschluß an den Unfall verschlechtert sein (z. B. bisher diätetisch eingestellter Diabetes braucht plötzlich 48 Einheiten Insulin).

Zusammenfassend ist folgendes festzustellen:

1. Jeder „traumatische Diabetes" hat zur Grundlage ein hereditär minderwertiges Inselorgan. Die Veranlagung ist jedoch so verbreitet (jeder vierte Mensch), daß sie *kein* unentrinnbares Krankheitsschicksal darstellt.

2. Aus diesem Grunde sind eindeutig traumatische Schäden am Pankreas beim Auftreten eines Diabetes selbst noch nach Jahren als „rich-

tunggebende Teilverursachung" — je nach Offensichtlichkeit der diabetischen Anlage verschieden hoch — anzuerkennen.

3. Bei akuter Verschlechterung einer diabetischen Stoffwechsellage durch ein Trauma, kann in geeigneten Fällen „richtunggebende Verschlimmerung" angenommen werden.

Die graduelle Bewertung der eingetretenen Erwerbsminderung muß beim Diabetes in ausgesprochen individueller Weise erfolgen, die angegebenen Werte können deshalb nur orientierenden Charakter haben. Danach beträgt die Erwerbsminderung bei rein diätetischer Diabeteseinstellung 10 bis 20%, bei Insulinbedürftigkeit 30 bis 50% und bei Insulinbedürftigkeit, gekoppelt mit starker Kosteinschränkung und Herabsetzung des allgemeinen Kräftezustandes 50 bis 100%.

Große gutachterliche Schwierigkeit bereitet mitunter die Frage, inwieweit Beschwerden nach stumpfer Verletzung der *weiblichen Unterleibsorgane* Folgezustände des angeschuldigten Traumas sind.

In direkter Folge einer traumatischen Schädigung ist selbstverständlich völlige Erwerbsunfähigkeit solange anzuerkennen, bis die Wundheilung endgültig abgeschlossen ist; das kann bei Resorption größerer Hämatome oft wochenlang dauern. Danach liegt gewöhnlich eine Beschränkung der Erwerbsfähigkeit nicht mehr vor.

In hartnäckiger Form werden sogenannte *Narben-* und *Verwachsungsbeschwerden* geltend gemacht. Diese sind höchstens bei narbiger Fixation des Uterus an das Rectum und Retroflexio uteri glaubhaft, wenngleich auch hier der ursächliche Zusammenhang mit dem Trauma zweifelhaft bleibt. Sonst ist bei derlei Beschwerden allergrößte Zurückhaltung angebracht. Auch die *Dysmenorrhoe* steht so gut wie nie in ursächlichem Zusammenhang mit dem Trauma. Gelegentlich ist die Frage zu entscheiden, ob *Unfruchtbarkeit* durch einen Unfall verursacht sein kann. Erörterungen darüber würden jedoch den Rahmen dieser Abhandlung sprengen. Die tatsächliche Möglichkeit einer *traumatischen Endometriose* wurde früher schon erwähnt. Bedingung für ihre Anerkennung ist eine tatsächliche Gewalteröffnung der Gebärmutter und Auftreten der klinischen Symptome in unmittelbarem Anschluß an den Unfall (einige Wochen).

Für den in Situ befindlichen *Feten* ist das Fruchtwasser eine ausgezeichnete Dämpfung. Trotzdem sind bei schweren Quetschungen intrauterine Knochenbrüche und Nervenschädigungen (Erbsche Lähmung), ja selbst intrakranielle Blutungen und ein intrauteriner Schädelbruch beobachtet worden. Da die Schäden oft erst nach der Geburt als Mißbildungen sichtbar werden, ist die Unfallverursachung oft nicht einwandfrei zu klären. Entschädigung auch für so ein einwandfrei erwiesenes Vorkommnis entfällt, da es sich beim Feten in juristischem Sinne nicht um „Personen" handelt, die einen Ersatzanspruch für sich geltend machen könnten.

Komplizierter noch als das Gebiet der Ulcuskrankheit oder des Diabetes mellitus aus traumatischer Verursachung ist die Frage nach dem Zusammenhang *bösartiger Geschwülste* mit einer stumpfen Bauchverletzung.

Aus unzähligen Tierversuchen namhafter Forscher läßt sich entnehmen, daß dem Trauma lediglich eine bedingt krebsauslösende Rolle zukommen kann. Unbedingte Voraussetzung zur Krebsentstehung ist die vorherige cancerogene Umstimmung des Gewebes ebenso wie eine cancerogene Erbveranlagung. Aus dem Gebiet der Gewerbemedizin ist der Schornsteinfegerkrebs, der Bronchialkrebs bei Teerarbeitern, der Blasenkrebs der Anilinarbeiter u. a. als äußerlich verursacht bekannt, der wesentliche Unterschied zum stumpfen Bauchtrauma ist jedoch hier der dauernde *chronische Reiz*, während das Trauma einen zeitlich eng begrenzten *Einzelreiz* darstellt. Wenn also die grundsätzliche Möglichkeit der Geschwulstentstehung durch äußere Reize heute anerkannt wird, so gilt dies nicht für die einmalige Gewebeschädigung bei der stumpfen Bauchverletzung. Eine glatte Wundheilung nach operativer Behandlung eines Bauchtraumas ist daher für die Entstehung einer bösartigen Geschwulst äußerst unwahrscheinlich.

Der ursächliche Zusammenhang zwischen Unfallereignis und Schaden im Sinne des Gesetzes muß aber nachgewiesen oder wenigstens nach wissenschaftlichen Urteilen wahrscheinlich sein. Das Wort „wahrscheinlich" ist jedoch ein statistischer Erfahrungsbegriff, der prognostische Schlüsse erlaubt (LUBARSCH). Solche kann man beim Stand der heutigen Erkenntnis über die Krebsentstehung nicht ziehen. Über eine bloße Vermutung oder Möglichkeitserwägung, die versicherungstechnisch ohne Interesse ist, kommt man schon deshalb heute nicht hinaus, weil die Intervalle zwischen angeschuldigter Ursache und Auftreten des bösartigen Tumors selbst bei statistisch erwiesener Entstehungsursache (Röntgenkrebs, Anilin-Blasenkrebs) zwischen 4 und 55 (!) Jahren schwankt und in jedem Fall zu groß ist, um beim völligen Fehlen von Übergangssymptomen eine glaubhafte Verbindung zwischen Unfall und Entstehung herzustellen. Sarkome dagegen entstehen bisweilen nach einem nur mehrere Monate langen erscheinungsfreiem Intervall am Ort stumpfer Gewalteinwirkung. Fast immer dürften solche Geschwülste, wenn auch ohne greifbare Krankheitserscheinungen, schon vorher bestanden haben. Der äußere Anlaß des Unfalles macht den Verletzten erst auf das bis dahin schleichende Leiden aufmerksam, so daß der Laie es selbstverständlich als unfallbedingt ansieht (z. B. Magenkrebs nach Bauchkontusion).

Daß die stumpfe Verletzung zur Verschlimmerung eines bereits bestehenden Krebsleidens führt, d. h., daß sie einen begünstigenden Einfluß auf das Wachstum der bereits bestehenden Geschwulst ausüben kann, ist bisher niemals erwiesen worden.

Seltene Ausnahmen bestätigen auch hier die Regel, daß ein greifbarer Zusammenhang zwischen bösartigem Tumorwachstum und stumpfem Bauchtrauma *nicht* besteht. Es handelt sich um Fälle, wo die für die ursächliche Entstehung eines Krebses erforderlich gehaltene Dauerreizung über lange Zeit im Sinne eines cancerogenen Faktors (Summationswirkung) wirksam wird. Das kann der Fall sein, wenn langwierige Abheilungsvorgänge von einmalig Verletzten bei chronischen Eiterungen, komplizierenden Infektionen, Sequestrierungsvorgängen und Fistelungen Folgezustand operativer oder auch konservativer Behandlung stumpfer Verletzungen ist. Das in solchen Fällen entstehende „Fistelcarcinom" oder Carcinome in einer tiefeingezogenen, die lange Eiterung offenkundig zeigenden Operationsnarbe, können als Unfallfolge anerkannt und das Trauma — da es sich bei der Krebsentstehung immer um eine Reihe verantwortlicher Faktoren handelt — wie beim Diabetes mellitus als „richtunggebende Teilverursachung" anteilig eingestuft werden. Die Anteiligkeit dürfte jedoch nur in besonders gearteten Fällen über 50% hinausgehen, sie wird sich im Normalfall bei 20 bis 30% bewegen.

Zum Abschluß dieses Kapitels sei noch eine grundsätzliche Frage über die *Operationsduldungspflicht* angeschnitten. In allen Fällen, bei denen aus dringender oder dem Kranken überzeugend einleuchtender Indikation Operationen vorgenommen werden müssen, ist seine Zustimmung in der Regel kein Problem. In Augenblicken geistiger Unzurechnungsfähigkeit des Patienten (Schock, Kollaps) sind jedem Arzt die zur Lebenserhaltung erforderlichen Eingriffe ungefragt gestattet. Wie aber ist es, wenn es um operative Maßnahmen zur Beseitigung von Folgezuständen von Verletzungen geht mit dem Ziel, die bisher bestehende Erwerbsminderung durch den Eingriff mit größter Wahrscheinlichkeit herabzusetzen?

Grundsätzlich ist die Integrität des menschlichen Körpers im Grundgesetz verbucht und unantastbar. Es ist deshalb nicht möglich, irgendeine, wenn auch noch so geringfügige chirurgische Maßnahme zu erzwingen. Es gibt aber dennoch eine Operationsduldungspflicht insofern, als nach dem Gesetz jeder dann einen Eingriff zu gestatten hat, „wenn dieser ohne wesentliche Gefährdung des Versicherten, ohne wesentliche Schmerzen und möglichst ohne Allgemeinbetäubung durchgeführt werden kann und einen so gut wie sicheren Erfolg, damit aber eine wesentliche Besserung der Erwerbsfähigkeit erwarten läßt". Im Weigerungsfall haben die Versicherungsträger die Möglichkeit, die Rente entsprechend dem zu erwartenden Besserungsgrad zu kürzen. Von dieser Möglichkeit ist jedoch, soweit bekannt, noch niemals Gebrauch gemacht worden.

Tabelle über Erwerbsminderungsgrade nach stumpfen Bauchverletzungen

Bei allen angeführten Leiden wird grundsätzlich von ihrer Unfallbedingtheit durch stumpfes Trauma ausgegangen. Die Erstbeurteilung erfolgt nach Ablauf von 13 Krankheitswochen bzw. nach Abschluß der ärztlichen Dauerbehandlung (Krankenhausentlassung). Im Gegensatz zu anderen Autoren sind wir der Auffassung, daß die Entfernung wichtiger Organe oder Organteile (Milz, Niere, Leber) auch bei komplikationsloser Ausheilung eine körperliche Schädigung bedingt, die durch eine geringe Dauerberentung ihren Ausdruck finden muß

		in Prozent	
Bauchwandverletzungen leichten Grades		0	
Schwere Bauchwandverletzungen mit Muskelzerrei-Bung	3 Monate	30	
Zwerchfellbruch vor operativer Versorgung		30—70	Operation erforderlich
Narbenbruch		20—50	Operation anzuraten
Schwerer Narbenbruch mit Adhäsionen des Bruchinhaltes im Bruchsack oder subcutaner Bruchentwicklung		66²/₃	Operation anzuraten
Verwachsungen im Bauchraum ohne klinische Symptome		0	
Verwachsungen und Strangbildungen, die zu Subileusattacken führen		20—40	
Magenresektion nach BILLROTH I oder II .... bis zu 1 Jahr		40	
Dauerrente....................		20—30	
Gastroenterostomie mit guter Funktion .... bis zu 1 Jahr		30	
Dauerrente....................		10—20	
Ulcus pepticum jejuni		30—50	
Entfernung einer Niere bei gesunder Restniere .... bis zu 1 Jahr		30	
bis zum 2. Jahr		20	
danach		10—15	
Entfernung einer Niere bei kompliziertem Heilverlauf oder bei beruflicher Gefährdung der Restniere ..... Dauerrente vom 2. Jahr ab ...		15—20	
Hydronephrose je nach Ausbildung .... bis zur Operation		50—100	Operation erforderlich
postoperativ vom 2. Jahr ab Dauerrente.................		20	
Chronische Pyelitis und Pyelonephritis		30—50	
Traumatisches Steinleiden		20—30	Ist die Erwerbsminderung höher, so ist Operation anzuraten

Nierentuberkulose bei traumatischer Verschlimmerung anteilig unfallbedingt etwa die Hälfte der gesamten E.M. im Mittel		30	
Wanderniere (einseitig u. eindeutig traumabedingt) ...		25	
Schrumpfharnblase (Kapazität unter 50 ccm)		70	
Incontinentia urinae		40—60	
Suprapubische Blasenfistel		50—75	
Leberresektion (komplikationslos)		10—15	
Milzentfernung	1. Vierteljahr	100	
	2. Vierteljahr	75	
	3. Vierteljahr	50	
	4. Vierteljahr	30	
	Dauerrente nach 1 Jahr	10—15	
Pankreasverletzungen nach Abschluß der Wundheilung	1. Halbjahr	50	
	2. Halbjahr	30	
	Dauerrente	0—15	
Diabetes mellitus bei rein diätetischer Einstellung ...		10—20	
bei Insulinbedürftigkeit		30—50	
bei hohem Insulinbedarf und starker Kosteinschränkung		50—100	Man tut dabei dem Kranken nicht Unrecht, wenn man als traumatisch bedingten Anteil etwa die Hälfte des angegebenen Hundertsatzes annimmt.
Hämatome und Quetschungen der weiblichen Unterleibsorgane	bis zur Ausheilung	20—40	
	danach	0	
Narben- und Verwachsungsbeschwerden im Unterleib, Dysmenorrhoe		0	
Narbencarcinome, Fistelcarcinome, dabei etwa zwei Drittel des Hundertsatzes anteilig aus traumatischer Ursache		50—100	Operation erforderlich

Literatur

ABEL: Z. ärztl. Fortbild. 28, 471 (1931). — AIGE, J.: Zbl. Chir. 62, H. 39 (1935). — AMBERGER, J.: Zbl. Chir. 58, H. 1 (1931). — VAN AMSTEL, B.: Mitt. Grenzgeb. Med. Chir. 41, H. 5 (1930). — v. ANGERER: 29. Kongr. Bericht Dtsch. Ges. Chir., S. 475 (1900). — BADER, H.: Mschr. Unfallheilk. 56, 142 (1953). — BARTELS, K.: Zbl. Chir. 61, H. 34 (1934). — BATZDORF, E.: Bruns' Beitr. klin. Chir. 155 (1932). — BAUMANN, E.: Münch. med. Wschr. 69, 87 (1922). — BERG: Dtsch. Z. ges. gerichtl. Med. 9, H. 3 (1926/27). — BIEBL, M.: Bruns' Beitr. klin. Chir. 171 u. 172 (1940 u. 1941). — BLUMENSAAT, C.: Chirurg 15, 281 (1943). — BODE, H.: Med. Welt 14 (1940). — BOEMINGHAUS, H.: Verletzungen der Harnorgane. Leipzig: G. Thieme 1949. — BONHOFF, F.: Zbl. Chir. 59, H. 21 (1932). — BOSHAMER, K.: Ther. d. Gegenw. 81, 209 (1940). — BÖSLER, O.: Münch. med. Wschr. 82, H. 6 (1935). — Boss, W.: Med. Klin. 1933, 1013. — BRACKERTZ, W.: Chirurg 5, 259 (1933). — BRAUN, H.: Zbl. Chir. 68, H. 24 (1941). — Zbl. Chir. 69, H. 15 (1942). — Chirurg 14, 633 (1942). — BREITNER, B.: Sportchirurgie. Stuttgart: F. Enke 1937. — BROSS: Das subkutane Nierentrauma. Düsseldorf. — BRUNNER: Zbl. Chir. 49, H. 10 (1922). — BUCHNER, H., u. D. KRONBERGER: Chirurg 30, 483 (1959). — BUNGE: Bruns' Beitr. klin. Chir. 47, 771 (1905). — CINATTI, F.: Rif. med. 1935, H. 38. — CLAIRMONT, P.: Dtsch. med. Wschr. 57, 2061 (1931). — CLAIRMONT, R., u. MEYER: Arch. klin. Chir. 157 (Chirurgen-Kongreß 1929). — CSIKY-STRAUSS, H.: Zbl. Chir. 70, H. 10 (1943). — COPE ZACHARY, SIR: Die Frühdiagnose des akuten Abdomens. Stuttgart: G. Thieme 1959. — DEILMANN, F. W.: Zbl. Chir. 70, H. 10 (1943). — DENK, W.: Wien. klin. Wschr. 91, 469 u. 470 (1941). — DESAGA, H.: Klin. Wschr. 23, 297 (1944). — DESJAQUES, R., u. J. CHEVALIER: Dtsch. med. Wschr. 61, 35 (1949). — DEUCHLER, W.: Zbl. Chir. 54, H. 47 (1927). — DEUTIKE, P.: Z. Urol. 1940, 155. — DEUTICKE, P., u. SCHOLL: Med. Chir. 44, 276 (1935). — DIETER: Zbl. Chir. 54, H. 1 (1927). — DOLECKY, S. JA:. Hirurgija (Mosk.) 34 (1958). Ref. in: Zbl. Chir. 84, H. 13 (1959). — DOMRICH: Z. Urol. 1939, 337. — Z. Urol. 1947, 21. — DROSCHL, H.: Mschr. Unfallheilk. 50, 224 (1943). — DROSCHL, H., u. H. FINK: Dtsch. Z. Chir. 1937. — DUBNER, L.: Dtsch. med. Wschr. 57, 851 (1931). — DUERSBERG, R.: Dtsch. Mil.arzt 1942, H. 2. — EICKE, F.: Zbl. Chir. 58, H. 50 (1931). — EMPFINGER, H.: Therapeutische Berichte, Bayer-Leverkusen 1958, H. 9. — ENDERLEN: Dtsch. Z. Chir. 1900. — EPPINGER, H.: Die hepato-lienalen Erkrankungen. Berlin: Springer 1920. — ERNST, M.: Med. Klin. 39, H. 1 (1943). — ESAU: Zbl. Chir. 56, H. 43 (1929). — FAWCETT, A. M.: Zbl. Chir. 84, H. 12 (1959). — FAWCETT, A. M., u. I. B. DAS: Lancet 1958, 662. — FEHR, A.: Zbl. Chir. 43, H. 32 (1916). — FINSTERER. H.: Die Chirurgie des Dickdarms. Wien/Düsseldorf: W. Maudrich 1952. — FISCHER, A. W.: Zbl. Chir. 61, H. 26 (1934). — FISCHER, A. W., R. HERGET u. G. MOLINEUS: Das ärztliche Gutachten im Versicherungswesen. München: J. A. Barth 1955. — FISCHL, E.: Zbl. Chir. 58, H. 1 (1931). — FISCHMANN, G.: Dtsch. med. Wschr. 59, 1171 (1933). — FLIMM, W.: Zbl. Chir. 72, 298 (1947). — FOCHE, W.: Zbl. Chir. 79, 965 (1954). — FORGACZ, S.: Zbl. Chir. 81, 2544 (1956). — FRANK: Klin. Wschr. 12, H. 28 (1933). — FROMME, A.: Chirurg 17/18, 289 (1947). — FRÜHWALD, W.: Münch. med. Wschr. 100, 1772 (1958). — GAROSCHKA, K.: Dtsch. med. Wschr. 57, 1842 (1931). — GEISTHÖVEL, W.: Zbl. Chir. 79, 2021 (1954). — GERLACH, K.: Bruns' Beitr. klin. Chir. 152, H. 1/2 (1931). — GEWANS, J. A.: J. int. Coll. Surg. 19, 250 (1953). — GESER, L.: Münch. med. Wschr. 89, H. 20 (1942). — GLUMM, G.: Zbl. Chir. 84, H. 27 (1959). — GRASER, E.: Arch. klin. Chir. 200, 505 (1940). — GRAUHAN: Zbl. Chir. 56, H. 46 (1929). — GREMMEL, H., u. H. J. THUM: Zbl. Chir. 84, H. 30 (1959). — GRETTRE, ST.: Acta chir. scand. 82 (1939). — GRIESMANN, H.: Zbl. Chir. 57, H. 44 (1930). — GROTE, L. R.: Dtsch. med. Wschr. 57, 984 (1931). — GÜTTNER, H. G.: Zbl. Chir. 72, 379 (1947). — GUST: Dtsch. Z. Chir. 1932, 579. — HAEFELI-ZELLER: Dtsch. med. Wschr. 61, 1264 (1935). — HAUKE, H.: Arch. klin. Chir. 163, H. 3 (1931). — HELLNER, A., R. NIESSEN u. K. VOSSSCHULTE: Lehrbuch der Chirurgie. Stuttgart: G. Thieme 1958. — HELM, B.: Zbl. Chir. 79, 103 (1954). — HELMREICH, W.: Dtsch. med. Wschr. 73, 91 (1948). — HERBST, R.: Wien. klin. Wschr. 1943. — Zbl. Chir. 60, 241 (1933). — HERTLE, J.: Bruns' Beitr. klin. Chir. 53, 257 (1907). — HESS, H.: Bruns' Beitr. klin. Chir. 173 (1941). — HILGENFELD, O.: Arch. klin. Chir. 166, H. 1/2 (1932). — HILGENREINER: Bruns' Beitr. klin. Chir. 1923. — HIRT, O.: Gutachten-Sammlung aus dem Gebiet der Versicherungs- und Versorgungsmedizin. München: W. Stutz 1956. — v. Hoch, R.: Dtsch. med. Wschr. 64, 48 (1938). — Hofhauser, J.: Arch. klin. Chir. 178, H. 4 (1938). — Hohenwallner, J.: Zbl. Chir. 65, H. 35 (1938). — Holder: Chirurg 30, 377 (1959). — Holnber, K.: Zbl. Chir. 39, 49 (1912). — Hottinger, A., u. A. v. Gilardi: Schweiz. med. Wschr. 88, 587 (1958). — Imnajsvili, B. E.: Hirurgija (Mosk.) 34, 30 (1954). — Jacki, J.: Dtsch. Z. Chir. 232, H. 11 u. 12 (1931). — Jakob, R., u. K. A. Weber: Münch. med. Wschr. 100, 1023 (1958). — Jansen, J.: Chirurg 19, 467 (1948). — Jaroschka, K.: Med. Klinik 33, H. 18 (1929). — John, K.: Vschr. gerichtl. u. öff. Med. 62, H. 2. — Jorns: Zbl. Chir. 43, H. 6 (1916). — Just, E.: Dtsch. Z. Chir. 237 (1932). — Arch. klin. Chir. 160 (1930). — Kaiser, Fr. J.: Münch. med. Wschr. 70, 1048 (1923). — Kaiser, H.: Cortisonderivate in Klinik u. Praxis. Darmstadt 1957. — Kalbfleisch, A.: Beitr. Entw. Allg. pathol. Spez. Pathol. 41, 1/5. — Kastrup, H.: Chirurg 10, 57 (1938). — Kerchu u. O. Haberer: Zbl. Chir. 39, 25 (1912). — Keller, O.: Schweiz. med. Wschr. 77, 564 (1947). — Kerimova, E. S.: Hirurgija (Mosk.) 34 (1958). — Kerl, F.: Klin. Wschr. 10, H. 13 (1931). — Keutner: Chirurg 20, 88 (1949). — Kingreen, O.: Zbl. Chir. 67, H. 21 (1940). — Kleinecke: Dtsch. med. Wschr. 61, 877 (1935). — Klemp, W.: Münch. med. Wschr. 87 (1940). — Klengel, W.: Mschr. Unfallheilk. 62, 24 (1959). — Knab, R., u. K. E. Loose: Chirurg 16, 127 (1944). — Knüpper, K.: Münch. med. Wschr. 83, 202 (1936). — Köhnlein, H. E.: Chirurg 30, 292 (1959). — Koenecke, W.: Zbl. Chir. 68, H. 48 (1941). — Kojeff: Zbl. Chir. 59, H. 28 u. 29 (1932). — Kolde, W.: Zbl. Gynäk. 52, H. 9 (1928). — Koslowski, L., F. Hartmann u. W. Voges: Klin. Wschr. 28, H. 43/44 (1950). — Krebs, W.: Zbl. Chir. 84, 489 (1959). — Kümmerle, F.: Die stumpfen Bauchverletzungen. Stuttgart: F. Enke 1959. — Kürger-Martius, H.: Bruns' Beitr. klin. Chir. 172, H. 1 (1941). — Küster: Arch. klin. Chir. 50 (1895). — Küttner: Erg. Chir. Orthop. 23, 205 (1930). — Landesmann, E. G.: Urologija 23 (1958). — Lange, K.: Chirurg 14, 172 (1942). — Zbl. Chir. 59, H. 48 (1932). — Chirurg 20, 430 (1949). — Lauer, O., u. E. Scnnebel: Bruns' Beitr. klin. Chir. 137, H. 3 (1952). — Ledderhose: 31. Kongr. Bericht Dtsch. Ges. Chir., S. 254 (1902). — Liebau, G.: Münch. med. Wschr. 89, 26 (1942). — Ljedberg, N.: Chirurg 14, 267 (1942). — Liniger, Weichbrodt-Fischer: Handbuch der ärztlichen Begutachtung. Leipzig: A. Barth. — Linowetzki, W. A.: Z. Geburtsh. Gynäk. 125, H. 3 (1943). — Loeweneck, M.: Dtsch. Z. Chir. 244, 207 (1934). — Lommel: Med. Welt 13, H. 24 (1939). — Ludwig, H.: Zbl. Chir. 44, 936 (1917). — Magnus, G.: Zbl. Chir. 34, 39 (1907). — Melchior, E.: Die Chirurgie des Duodenum. Stuttgart: F. Enke 1917. — Med. Welt 1, H. 30 (1927). — Michels, B.: Symptomlose traumatische Uterusruptur. Univ. Frauenklinik Gießen. — Molar, M.: Zbl. Chir. 58, H. 46 (1931). — Moon, H.: Ann. Surg. 1939, 260. — Naujoks, H.: Z. ärztl. Fortbild. 27, 73 (1930). — Nedelkos, K., u. A. Anagnostidis: Zbl. Chir. 64, 37 (1937). — Neugebauer, W.: Mschr. Unfallheilk. 62, 258 (1959). — Neukirch, B.: Arch. klin. Chir. 153, H. 1 (1927). — Neumann, A.: Dtsch. Z. Chir. 64, 158 (1901). — Neumann, H.: Mschr. Unfallheilk. 55, 148 (1952). — Newell, C.: Amer. J. Surg. 76 (1948). — Ney, H. R.: Bruns' Beitr. klin. Chir. 191, 432 (1955). — Nikoforov, M. J.: Hirurgija (Mosk.) 34 (1958). — Nikolajew, G. F.: Vestn. Hir. 4, 69 (1955). — Nordmann, O.: Zbl. Chir. 69, 1015 (1942). — Münch. med. Wschr. 85, 449 (1938). — Oehlecker, F.: Zbl. Chir. 59, H. 21 (1932). — Oppenheimer: Med. Klinik 34, H. 18 (1930). — Osterlen, O.: Münch. med. Wschr. 75, 172 (1928). — Petry: Bruns' Beitr. klin. Chir. 16, 545 (1886). — Pettinari, V.: Zbl. Chir. 84, 1039 (1959). — Pfahler, R.: Zbl. Chir. 84, H. 43 (1959). — Pfugradt, W., u. Philipowicz-Gernauti: Zbl. Chir. 44, 933 (1917). — Pleschner: Z. urol. Chir. 2, 281 (1913). — Rarei, B., u. H. Klein: Chirurg 14, 628 (1942). — Rehn: 15. Kongr. Bericht Dtsch. Ges. Chir., S. 354 (1896). — Reichmann: Zbl. Chir. 82, 39 (1957). — Reimer: Arch. klin. Chir. 1925, 79. — Reinecke: Zbl. Chir. 74, H. 12 (1949). — Reinhardt, H.: Dtsch. Z. Chir. 231 (1931). — Riedel: Dtsch. med. Wschr. 1912, H. 1. — Riese, H.: 32. Kongr. Bericht Dtsch. Ges. Chir., S. 283 (1903). — Ritter, U.: Zbl. Chir. 77, 1835 (1952). — Rodeck, G., u. J. Knappe: Dtsch. med. Wschr. 84, 603 (1959). — Röpke, W.: Zbl. Chir. 62, H. 17 (1935). — Rohde, C.: Arch. klin. Chir. 1925, 88. — Root, T. G., u. B. H. Christensen: Surg. Gynec. Obstet. 105 (1957). — Rosenstein, P.: Z. urol. Chir. 21, 326 (1927). — Rostock, P.: Zbl. Chir. 62, H. 17 (1935). — Roth: Dtsch. med. Wschr.

64, 1060 (1938). — Rudowsky, F.: Bruns' Beitr. klin. Chir. 140, H. 2 (1926). — Ruge, E.: Zbl. Chir. 59, H. 35 (1932). — Rupanner, R.: Zbl. Chir. 42, 25 (1915). — Ruppauer, E.: Zbl. Chir. 42, H. 27 (1915). — Rupprecht, P.: Zbl. Chir. 58, H. 50 (1931). — Peter, R.: Med. Wschr. 170 (1937). — Sägesser, M.: Zbl. Chir. 38, H. 39 (1911). — Sauerbruch, F.: Mitt. Grenzgeb. Med. Chir. 12, 93 (1903). — Schallock, G.: Dtsch. Mil.arzt 42, H. 2. — Schega, H. W.: Mschr. Unfallheilk. 60, 293 (1957). — Schloffer, H.: Mitt. Grenzgeb. Med. Chir. 7, 1 (1901). — Schmid, E. F.: Zbl. Chir. 62, H. 15 (1935). — Schmieden u. Sebening: Arch. klin. Chir. 148 (1927). — Schmoe: Dtsch. med. Wschr. 64, 1023 (1938). — Schönbeck, H.: Dtsch. med. Wschr. 75, 24 (1950). — Schönleber: Bruns' Beitr. klin. Chir. 121, 591 (1920/21). — Scholl, R.: Mitt. Grenzgeb. Med. Chir. 44, 307 (1935). — Schumann, D.: Bruns' Beitr. klin. Chir. 1954, 189. — v. Seemann, H.: Schweiz. med. Wschr. 65, 83 (1935). v. Seemann, H., u. M. A. Schmid: Unfallheilkunde und Versicherung, 1952. Ref. in: Münch. med. Wschr. 93, 26 (1951); 94, 38 u. 82 (1952). — Sereghy, E.: Zbl. Chir. 59, 1419 (1932). — Siemens, W.: Münch. med. Wschr. 41, 38 (1894). — Siemon, O.: Fortschr. Röntgenstr. 59, 178 (1939). — Slany, A.: Die stumpfen Bauchverletzungen, ihre Erkennung und Behandlung. Wien 1948. — Slowarek, O.: Dtsch. Z. Chir. 241, H. 3/6 (1933). — Snireich: Zbl. Chir. 66, H. 19 (1939). — Solla, F.: Zbl. Chir. 66, H. 21 (1939). — Spohn, K.: Mschr. Unfallheilk. 52, 44 (1949). — Sprenger, C.: Klin. Wschr. 17, 647 (1938). — Stapf, A.: Arch. klin. Chir. 161, H. 4 (1930). — Steiner, H.: Wien. klin. Wschr. 1957. — Steinthal: Münch. med. Wschr. 74, H. 39 (1927). — Stern, R.: Über traumatische Entstehung innerer Krankheiten. Jena: G. Fischer 1930. — Störmer, A., u. E. Kantzsch: Med. Klinik 53, H. 15 (1958). — Strauss, K.: Arch. klin. Chir. 184, 708 (1935/36). — v. Stubenrauch: Bruns' Beitr. klin. Chir. 118, 285 (1920). — Stucke, K.: Zbl. Chir. 82, 752 (1957. — Thiem, C.: Handbuch der Unfallerkrankungen einschließlich der Invalidenbegutachtung. Stuttgart: F. Enke 1910. — Tietze, A.: Dringliche Operationen. Neue Deutsche Chirurgie Bd. 32, Herausgegeben von Küttner. Stuttgart: F. Enke 1924. — 40. Kongr. Bericht Dtsch. Ges. Chir., S. 135 (1911). — Thöle: Die Verletzungen der Leber und Gallenwege. Stuttgart: F. Enke 1912. — Trendelenburg: Dtsch. med. Wschr. 1899. — van Tongeren: Zbl. Gynäk. 56, H. 18 (1932). — Trojan, E.: Arch. klin. Chir. 175, H. 4 (1937). — Wagner, F.: Frankfurt. Z. Path. 46, 185 (1933). — Wagner, S., u. J. Nagel: Chirurg 30, 82 (1959). — Walther, H. E.: Schweiz. med. Wschr. 43, 907 (1943). — Wasmuht, K.: Unfall und Zuckerkrankheit. Berlin: Springer 1942. — Weinert: Zbl. Chir. 48, 474 (1921). — Weissenborn, W.: Chirurg 9, 804 (1937). — Wette, W.: Chirurg 7, 625 (1935). — Wetzel, E.: Zbl. Chir. 70, H. 30 (1943). — Wildegans: Med. Klinik 1923, H. 50. — Zschan, H.: Arch. f. klin. Chir. 195, H. 4 (1939). — Zukschwert, L., u. H. Kemmler: Chirurg 8, 637 (1936).

Sachverzeichnis

$B =$ Begutachtung

Abort, traumatisch 55
Abriß 5
Affektbereitschaft 10
Aneurysmabildung 53
Anurie, temporäre 37
Aorta abdominalis, Verletzung 53
Aortenruptur 53
Apoplexie der Leber 24
Appendicitis traumatica B 68
Appendixverletzungen 50
Asplenie B 72
Atonische Kollapsphase 10
Augenhintergrundveränderungen bei
  Lebertrauma 25
Ausschälungsverletzung der Gallenblase
  26

Bauchdeckenhämatom, spontan 19
—, traumatisch 19
Bauchgefäßverletzungen 53
Bauchspeicheldrüse siehe Pankreas
Bauchwandbruch, traumatisch 20
Bauchwandprellung 19
Bauchwandquetschung B 64
Bauchwandverletzungen 18
—, Behandlung 19
Begutachtungsfragen 63
Berstung 5
Betäubungsarten 59
Blasenfistel B 69
Blasenverletzungen 40
—, Behandlung 41
Blutersatzflüssigkeiten 10
Blutfülle der Organe i. d. Schwanger-
  schaft 55

Cholaskos 26
Cholecystitis B 70
Choleperitoneum 26
Chylusgefäße 54
Commotio siehe Erschütterung
—, hepatis 12
—, renis 12
—, ventriculi 44
Corticosteroidbehandlung beim Kollaps
  11
Crush-Syndrom 7

Darmatonie, traumatische 52
Darmlähmung 15

Darmverletzungen 44
Darmzerreißung 44
Dehnung 5
Desmoide 62
— B 64
Diabetes mellitus B 73
Diagnostik stumpfer Verletzungen 12
Diastase bei Pankreasverletzungen 33
Dickdarmverletzungen 50
—, Behandlung 51
Drainage 61
Duldungspflicht 77
Dünndarmverletzungen 48
—, Behandlung 50
—, Diagnostik 49
—, Symptomatik 49
Duodenalverletzungen 44
—, retroperitoneale 45
—, Behandlung 46
—, Operationsverfahren 47
Duodenalulcus B 69
Dysmenorrhoe B 75

Eingeweidevorfall, intrathorakaler 21
—, submuskulärer 20
Einnierigkeit B 66
Endometriose, traumatische 55
— B 75
Entstehungsmechanismus 3
Epinephrektomie 40
Erethische Kollapsphase 9
Ersatzmilzen 30
Erschütterung 12

Fascienfibrome 62
Fascienverknöcherung 62
— B 64
Fetus, Verletzungen desselben 75
Fistelbildung 62
Folgeerscheinungen nach stumpfen
  Bauchverletzungen 61
—, unmittelbare 61
—, spätere 62
Freies Intervall 29

Gallenblasenverletzung 26
Gallengangsverletzung 26
—, Behandlung 27
Gallensteinkoliken B 71

Gefäßbank 54
Gekrösezerreißung 53
Genitalorganverletzungen der Frau 54
Geschwülste, bösartige *B* 75

Hämatom, pulsierendes 54
Harnblasenverletzungen *B* 69
Harnleiter siehe Ureter
Häufigkeit stumpfer Verletzungen 2
Hepato-renales Syndrom 71
Hernien *B* 65
Hydronephrose *B* 67
Hyperästhetische Zonen 14

Incontinentia urinae *B* 69
Infektionsprophylaxe bei Nierenverl. 35
Intervall, stummes, freies 14
Intubationsnarkose 59

Jolly-Körperchen 30

Kollaps 7
—, capillartoxischer 8
—, hämodynamischer 9
—, protoplasmatischer 7
—, Verblutungs- 8
—, Symptome 9
—, Therapie 10
Körpertemperatur 13

Laparotomie, diagnostische 16, 58
Leberhämatom, subkapsulär 23
Leberruptur, ein- u. zweizeitige 23
Leberverletzungen 23
—, Behandlung 25
— *B* 71
Leberzellinfarkte in die Lunge 24
Leukämie, myeloische *B* 72
Leukocytose 13
Luftstoßwirkung 4

Magendilatation, akute 44
Magengeschwür *B* 69
Magenverletzungen 42
—, Behandlung 43
Massenblutung, retroperitoneale 15
Mechanik stumpfer Verletzungen 4
Mesenterialverletzung 52
Mesocolonverletzung 52
Milzblutungscysten 63
— *B* 72
Milzpseudocysten 28
Milzruptur, einzeitige 28
—, zweizeitige 29
Milzspontanruptur 28
Milzverletzung 27
—, Behandlung 30
Milzverlust *B* 71

Nachbehandlung 58
Narbenbrüche 62

Narbenbrüche, *B* 65
Narkosearten 59
Naturheilung 57
Nebenmilzen 33
Nebennierenverletzungen 40
Nebennierenentfernung 40
Nephrektomie 38
Netzverletzungen 52
Nierencysten 38
Nierenkarbunkel *B* 69
Nierensteine, traumatische *B* 68
—, Altersbestimmung 68
Nierentuberkulose *B* 69
Nierenverletzungen 34
—, Behandlung konservativ 35
—, Behandlung operativ 36
—, Infektionsprophylaxe 36
—, Komplikationen 37
—, Operationsindikation 36
— *B* 66

Obduktion 64
Oesophagusverletzungen 42
Operationsduldungspflicht 77

Pankreascysten *B* 73
Pankreatitis chronica *B* 73
Pankreasverletzungen 32
—, Behandlung 33
— *B* 73
Pfortaderverletzung 53
Phrenicusdruckschmerz 28
Phrenicusfernzeichen 24
Pneumoperitoneum 16
Probelaparotomie 16, 58
Pseudocyste des Pankreas 63
Pseudohydronephrose 67
Pseudoperitonitis bei Nebennierenverletzung 40
Pulsveränderungen 14
Pyelitis *B* 67
Pyelogramm 37

Quetschung 4

Retentionscysten bei Pankreasverletzung 63
Rententabelle 78
Röntgendiagnostik 15

Sackniere *B* 67
Schock 6
—, Körper- 6
—, Organ- 12
—, traumatischer 7
—, Symptome 9
—, Behandlung 10
— -Kollaps-Syndrom 7
Schonungsrenten 64
Schrecksekundenverzögerung 3

Schrumpfharnblase *B* 69
Schulterblattschmerz 24
Schwangerschaft, Blutfülle der Organe 56
—, Gebärmutterverletzungen 55
Sofortmaßmahnen bei stumpfen Bauchverletzungen 59
Speiseröhrenverletzungen 42
Sterblichkeit bei stumpfen Bauchverl. 2
Stress-Situation 11
Subileus *B* 66

Tumoren, maligne *B* 75

Ulcus duodeni *B* 69
Ulcus pepticum jejuni *B* 70
Ulcus ventriculi *B* 69
Unfallhäufigkeit 2
Unfallklinik 56
Unfruchtbarkeit 75
Unterleibsverletzungen der Frau *B* 75
Untersuchungsgang bei stumpfen Verletzungen 59
Ureterstenose 39
Ureterverletzungen 38
—, Behandlung 39
Urinphlegmone 35

Urinsekretion, Kontrolle 7
Ursachen stumpfer Verletzungen 2
Uterusverletzungen 55

Vena cava-Verletzungen 53
Verdauungsstörungen *B* 73
Verletzungen, unmittelbare 6
—, mittelbare 6
Verschüttungssyndrom 7
Verwachsungen 62
— *B* 75

Wanderniere *B* 69
Wasserausscheidungsstörungen bei Crush-Syndrom 7
Wasserstoßverletzungen 4
Wundschlag 7
Wurmfortsatz siehe Appendix

Zerreißung 4
Zerrung 5
Zuckerkrankheit *B* 73
Zugwirkung 6
Zwerchfellhernie, traumatische 21
— *B* 65
Zwerchfellverletzungen, Behandlung 21
Zwölffingerdarm siehe Duodenum

Allgemeine Operationslehre

Von Dr. GERD HEGEMANN o. ö. Professor der Chirurgie, Direktor der Chirurgischen Klinik der Universität Erlangen. (Allgemeine und spezielle chirurgische Operationslehre. Begründet von M. Kirschner. Herausgegeben von N. Guleke und R. Zenker. Zweite Auflage. Band I).

Erster Teil: Mit 378 zum großen Teil farbigen Abbildungen. XIX, 420 Seiten Gr.-8°. 1958.

Zweiter Teil: Mit 256 zum großen Teil farbigen Abbildungen. XIV, 747 Seiten Gr.-8°. 1958.

In zwei Teile gebunden, die nur zusammen abgegeben werden. Ganzleinen DM 496,—

Bei Verpflichtung zur Abnahme der gesamten Handbuches Subskriptionspreis
Ganzleinen DM 396,80

Inhaltsübersicht

Geleitwort der Herausgeber. Vorwort. — *I. Teil.* Die Operationsabteilung. Allgemeine Operationstechnik. Operationen an der Haut. Operationen an den Gefäßen. Operationen an den Nerven. Operationen an den Knochen. Operationen an den Sehnen. — *II. Teil.* Allgemeinnarkose. Lokalanaesthesie. Wundheilung und Wundbehandlung. Behandlung von Verbrennungen. Präoperative Untersuchung und Behandlung. Postoperative. Überwachung und Behandlung. Gefahren und Bekämpfung einer Blutung. Blutersatz. Bekämpfung chirurgischer Infektionsprozesse. Schock. Thrombose und Thrombus-Embolie (unter Mitarbeit von Oberarzt Privatdozent Dr. K. H. Hackethal). Nicht-thrombotische Embolien. Operationsgefahren bei Besonderheiten im Allgemeinzustand. Operation und Recht. Von Professor Dr. H.-J. Goldbach. — Jedes Kapitel enthält ein Literaturverzeichnis. Namen- und Sachverzeichnis.

Aus den Besprechungen

...Beide Teile des vorliegenden Werkes über die allgemeine Operationslehre weisen eine bemerkenswerte Geschlossenheit auf. Überall spürt der Leser die große praktische Erfahrung des Autors, der sich nicht damit begnügt, das reichhaltige Schrifttum zu referieren, sondern an entscheidenden Stellen seine persönliche Auffassung zum Ausdruck bringt. Eine reichhaltige ausgezeichnete Illustration erleichtert das Verständnis des Textes. Die künstlerisch bildliche Darstellung der chirurgischen Situationen und die drucktechnische Wiedergabe der Bilder sind nicht zu übertreffen. Das Werk reiht sich würdig in die Reihe der bereits erschienenen Bände der „allgemeinen und speziellen chirurgischen Operationslehre" ein. *Berichte über die gesamte Gynäkologie*